CONTRIBUTION A L'ÉTUDE

DE LA

CONGESTION PULMONAIRE ET RÉNALE

DANS

L'ÉTRANGLEMENT HERNIAIRE AVEC ALGIDITÉ

PAR

Georges MULLOIS

DOCTEUR EN MÉDECINE DE LA FACULTÉ DE PARIS

Ex-interne à l'Hôtel-Dieu d'Angers
Lauréat de l'Administration des Hôpitaux
et de l'École de Médecine de la même ville

PARIS

ALPHONSE DERENNE

52, Boulevard Saint-Michel, 52

1881

CONTRIBUTION A L'ÉTUDE

DE LA

CONGESTION PULMONAIRE ET RÉNALE

DANS

L'ÉTRANGLEMENT HERNIAIRE AVEC ALGIDITÉ

PAR

Georges MULLOIS

DOCTEUR EN MÉDECINE DE LA FACULTÉ DE PARIS

Ex-interne à l'Hôtel-Dieu d'Angers
Lauréat de l'Administration des Hôpitaux
et de l'École de Médecine de la même ville

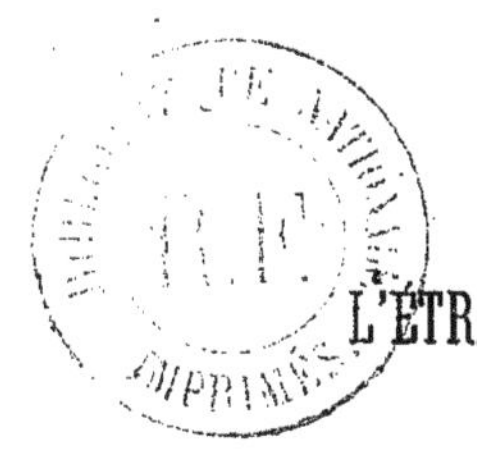

PARIS

ALPHONSE DERENNE
52, Boulevard Saint-Michel, 52

1881

A LA MÉMOIRE DE MA MÈRE

A MON PÈRE

Faible témoignage de ma reconnaissance.

A MES PARENTS

A MES AMIS

À MON PRÉSIDENT DE THÈSE

MONSIEUR LE PROFESSEUR VERNEUIL

Professeur de clinique chirurgicale à la Faculté de Paris

Membre de l'Académie de Médecine

Officier de la Légion d'honneur

A M. LE DOCTEUR DELENS

Professeur agrégé à la Faculté de Médecine de Paris

Chirurgien des hôpitaux

A M. LE DOCTEUR FARGE

Professeur de clinique interne à l'École de Médecine d'Angers

Chevalier de la Légion d'honneur

A M. LE DOCTEUR DEZANNEAU

Professeur de clinique chirurgicale à l'École de Médecine d'Angers

A MES MAITRES DE L'ÉCOLE DE MÉDECINE
D'ANGERS

A MES ANCIENS COLLÈGUES D'INTERNAT

A M. LE PROFESSEUR VERNEUIL

Qu'il nous soit permis, à la première page de notre Thèse, d'adresser à M. le Professeur Verneuil nos sincères remerciments pour l'obligeance qu'il a mise à nous donner, lorsque le temps nous pressait, l'idée de ce travail et les indications nécessaires à son accomplissement. Qu'il soit persuadé que nous lui en conserverons toujours la plus profonde reconnaissance.

CONTRIBUTION A L'ÉTUDE

DE

LA CONGESTION PULMONAIRE ET RÉNALE

DANS

L'ÉTRANGLEMENT HERNIAIRE AVEC ALGIDITÉ

INTRODUCTION

Dans la séance de la Société de Chirurgie du 18 août 1876, M. le professeur Verneuil s'exprimait ainsi à propos du sujet que nous traitons aujourd'hui.

« Lorsque j'ai observé, pour la première fois, des faits de congestions pulmonaires graves, mortelles même, à la suite de l'étranglement herniaire, j'ai constaté la coïncidence et rien de plus : mais plus tard les faits se sont multipliés, et j'en suis arrivé à conclure que, dans certains cas, l'obstacle au cours des matières intestinales pouvait déterminer la complication pulmonaire. »

C'est en entendant ce savant professeur faire dernièrement une clinique sur une malade morte subitement à la suite d'une congestion pulmonaire intense et d'une hypothermie prononcée, que nous avons eu l'idée de contribuer par nos faibles ressources à l'étude de ce sujet, si intéressant et encore peu connu.

Cet essai que nous faisons aujourd'hui n'a pas seulement pour but de faire mieux connaître un point de la pathologie, mais encore d'exposer quelques conclusions thérapeutiques qui pourront être utiles dans l'indication de la kélotomie, et dans le choix des précautions à prendre avant de faire cette opération qui doit toujours être pratiquée lorsque l'étranglement a résisté à un taxis fait selon les règles et dans les circonstances voulues.

Malheureusement, nous n'avons pu trouver dans les auteurs qui se sont occupés de cette question une explication positive des relations qui existent entre l'algidité, l'étranglement herniaire et la congestion pulmonaire et rénale. Il ne nous appartient pas, à nous qui n'avons ni l'autorité ni le savoir que donnent l'expérience et l'étude approfondie, de donner d'autres explications. Nous nous contenterons donc d'exposer les différentes théories qui ont été proposées jusqu'à ce jour, en nous inspirant des idées que M. Verneuil nous a communiquées avec une complaisance dont nous lui serons toujours reconnaissant.

Nous n'avons même pu trouver aucune théorie pour expliquer la relation de l'étranglement herniaire avec la congestion pulmonaire et rénale, et dans une des dernières séances de la Société de chirurgie, M. le professeur Le Fort disait à ce propos, que peut-être le grand sympathique jouait-il un rôle important dans cette coïncidence, mais qu'il était prudent d'attendre de nouvelles explications ayant comme appui des preuves plus solides.

D'après nos recherches bien incomplètes d'ailleurs, vu le

peu de temps que nous avons pu y consacrer, et surtout d'après l'opinion des maîtres les plus autorisés, notre travail se réduira à une exposition de faits ayant pour but de relater la fréquence de la coïncidence de l'étranglement herniaire, de l'algidité, et de la congestion pulmonaire et rénale.

Heureux, si par les quelques matériaux que nous apportons à l'étude de cette question, nous pouvons être utile à ceux qui, plus favorisés que nous, pourront faire dans la suite une étude complète de ce sujet.

Avant de commencer l'exposition de notre sujet, que MM. Le Dentu et Bouilly, ainsi que M. Cerné, interne des hôpitaux, reçoivent nos sincères remerciements pour la complaisance qu'ils ont montrée à notre égard.

DIVISION DU SUJET.

Notre travail sera précédé d'un historique qui formera le premier chapitre. Dans un second nous traiterons de l'algidité dans l'étranglement herniaire, dans un troisième nous exposerons les relations de l'algidité et de l'étranglement herniaire avec les congestions soit pulmonaire soit rénale, ce chapitre sera suivi des observations que nous avons recueillies dans les différents auteurs et de celles qu'on a bien voulu nous communiquer. Nous parlerons ensuite du pronostic et dans un dernier chapitre nous exposerons les conclusions thérapeutiques auxquelles donnent lieu les complications que nous allons étudier.

HISTORIQUE

L'historique de la congestion pulmonaire et rénale dans l'étranglement herniaire avec algidité sera forcément fort court. C'est en effet en 1869 que M. le professeur Verneuil a appelé pour la première fois l'attention sur ce sujet. Nous trouvons ses idées exposées dans un travail publié dans les numéros 22, 25 et 49 de la *Gazette hebdomadaire*, travail ayant pour titre : De la mort prompte après certaines blessures ou opérations.

Les mêmes idées se retrouvent dans la thèse de M. le Dr Carret, 1869. Deux ans se passent sans qu'il soit fait mention de faits semblables, mais en 1871 à propos d'une observation de mort rapide dans l'étranglement herniaire, présentée par M. Trélat à la Société de chirurgie, M. le professeur Verneuil rapporte de nouvelles observations de congestion pulmonaire avec algidité dans des cas de hernies étranglées.

En 1873, un de ses élèves, M. le Dr Ledoux fait une thèse sur la congestion pulmonaire dans la hernie étranglée et expose pour la première fois et à ce point de vue particulier, les idées du savant maître sur ce sujet. Il rappelle les expériences de M. Demarquay (communication à l'Académie des sciences, 1870) et de M. Carville (expériences faites sur les animaux), à la suite desquelles on a observé de la congestion pulmonaire après avoir serré par une ligature le calibre d'une anse intestinale.

En 1875, M. le Dr Terrillon, qui a répété ces expériences sur des chiens prétend ne pas avoir trouvé les mêmes résultats que M. Demarquay ; pour lui il faut attendre de nouvelles preuves avant de pouvoir donner une explication positive.

En 1876, M. Berger présente un mémoire à la Société de chirurgie sur les phénomènes nerveux observés dans les hernies étranglées, et à ce sujet il rapporte à l'action nerveuse les faits de congestions viscérales constatés chez certains malades, et dans les expériences sur les animaux, expériences dont il promet de publier les résultats.

Depuis cette époque jusqu'en 1881, nous ne trouvons plus de mention spéciale, sur les faits qui nous occupent, dans les travaux publiés pendant cette période ; ce n'est que dernièrement que M. le professeur Verneuil à la suite de plusieurs observations de ce genre, a éveillé de nouveau l'attention sur ce sujet et qu'il nous a engagé à prendre ces faits récents comme sujet de notre thèse.

Nous n'avons pas voulu faire l'historique de l'algidité puisque ce phénomène ne nous intéresse qu'au point de vue de la congestion pulmonaire et rénale dans l'étranglement herniaire. Nous avons recherché dans les observations publiées avant 1869 s'il y en avait à se rapporter à notre sujet. Nous en avons trouvé plusieurs dans différentes thèses mentionnant des cas de mort rapide et sans péritonite, mais comme à cette époque l'attention n'avait pas été appelée sur les poumons et les reins, nous n'avons trouvé nulle part de mention sur ces organes.

DE L'ALGIDITÉ DANS L'ÉTRANGLEMENT HERNIAIRE

Depuis longtemps les chirurgiens s'étaient aperçus que l'étranglement herniaire était souvent accompagné de certains phénomènes de refroidissement avec dépression considérable du malade, phénomènes auxquels Malgaigne avait donné le nom de *choléra herniaire*.

Notre but n'est pas de faire un travail sur ce sujet, bien connu aujourd'hui, nous en donnerons toutefois une rapide description.

L'algidité est souvent causée par la péritonite, nous laissons ce point de côté pour nous occuper seulement des cas dans lesquels on ne trouve à l'autopsie nulle trace d'inflammation du péritoine.

Les malades peuvent avoir de l'algidité dès le début de la maladie, dans d'autres circonstances l'hypothermie se montre plus tard et persiste même après la kélotomie.

Ils présentent un facies grippé, les traits sont tirés, les narines amincies, le pouls est petit, filiforme, les battements du cœur sont ralentis, la langue est froide, la voix presque éteinte, les extrémités sont glacées et bleuâtres, les urines rares ou supprimées, les membres sont le siège d'une sueur froide et visqueuse qui peut laisser déposer sur la peau des dépôts calcaires, et souvent une dyspnée intense domine la scène. Quelquefois apparaissent des phénomènes nerveux décrits par M. le Dr Berger dans son mémoire présenté à la Société de chirurgie, 1876.

« Cette analogie avec le choléra, dit M. le Dr Terrillon
« (*Gazette hebdomadaire*, 1875, page 29), augmente en-

« core quand on examine le thermomètre qui donne sou-
« vent une température au-dessous de 35°, et elle explique
« les erreurs de diagnostic qui ont été commises selon Cho-
« mel et Gendrin. »

Cependant il est à remarquer que dans le choléra herniaire il y a de la constipation et que le ventre reste ballonné, aussi M. le professeur Verneuil trouve que la déno-
mination de choléra herniaire est loin d'être irréprochable
puisque la diarrhée est un des signes principaux du choléra,
tandis que la constipation est opiniâtre dans l'étranglement.

On a observé, cependant, des cas dans lesquels, malgré
l'étranglement ou même avec un pincement de l'intestin
ne laissant qu'un orifice assez étroit pour empêcher le
cours des matières, il y avait une diarrhée abondante, résultat probablement d'une hypersécrétion muco-séreuse due
à l'irritation de proche en proche de la muqueuse sur toute
la longueur du bout inférieur à partir du point étranglé
(Le Dendu, *Dict. de méd. et de chirurgie pratiques*).

Dans le cas qui nous occupe : le refroidissement des extrémités se traduisant à l'extérieur par une teinte violacée,
et l'abaissement de la température dans l'aisselle et dans le
rectum, sont les seuls points intéressants. Malheureusement
dans les observations que nous reproduisons, sauf dans
quelques cas, la température axillaire n'a pas toujours été
prise, et la température rectale n'a pas été mentionnée.
Nous serons donc obligé de nous en rapporter le plus souvent aux signes extérieurs du malade, c'est-à-dire à la
cyanose et au refroidissement des extrémités.

Nous trouvons dans la thèse d'agrégation de M. Hutinel

(*Des températures basses centrales, Concours* 1880) que,
selon Rédard, il y aurait à tenir compte de l'hypothermie
centrale et de l'hypothermie périphérique ; chez un de ses
malades, en effet, porteur d'une hernie inguinale de moyen
volume, étranglée depuis trente-six heures, le thermomètre
marquait 37°,2 dans le rectum, mais 36° seulement dans
l'aisselle ; l'algidité n'était encore que périphérique ; on fit
l'opération et la température descendit à 36° dans le rectum, puis à 35°,8 et le malade mourut.

Pour se rendre compte au juste du degré d'algidité dans
lequel est le malade, il faut donc avoir soin de prendre
comparativement les deux températures, axillaire et rectale
ou vaginale. Le thermomètre placé sous la langue, est ex-
posé à trop de cause de refroidissement pour donner des
renseignements précis lorsqu'il s'agit de déterminer dans
quel état d'algidité se trouve un malade que l'on doit
opérer.

L'algidité, d'après les observations de Rédard, devien-
drait encore plus marquée après l'opération. Chez un homme
de vingt-six ans, la température s'était abaissée à 36°,7
par le fait de l'étranglement ; elle descendit à 36°,4 après
l'opération, mais se releva ensuite. Chez un troisième
malade, le thermomètre descendit à 35°,5 avant la kélotomie et à 35°,3 après l'opération. Chez un quatrième
sujet, la température était d'abord à 36°,7, on fit le taxis,
elle tomba à 36°,4 ; puis on procéda à l'opération qui né-
cessita une anesthésie prolongée et elle descendit encore à
36°,2. Le professeur Kocher (*in th. de Glaser*) a vu la
température tomber à 35° dans un cas d'étranglement herniaire. M. Le Dentu a trouvé 35°,2 chez une malade de la

Salpêtrière qui succomba très peu de temps après la kélotomie.

Nous nous bornons maintenant à citer ces quelques exemples d'hypothermie dans l'étranglement herniaire. Ces phénomènes d'algidité, dit le professeur Gosselin, dans son *Traité des hernies*, sont plus fréquemment observés que la fièvre, il les appelle les phénomènes nerveux de la deuxième période de l'étranglement, réservant le nom de phénomène nerveux de la première période à la douleur vive de la tumeur et de tout le ventre, phénomène qu'il faut prendre garde d'attribuer à un étranglement très serré et très grave.

Ce n'est pas seulement dans l'étranglement herniaire que l'on observe ces phénomènes d'algidité, mais aussi dans l'étranglement interne, et dans l'obstruction intestinale, nous en rapporterons deux observations avec complication de congestion pulmonaire. En outre, nous trouvons dans la thèse de M. Hutinel, que Kocther (*in th. de Glaser*) a vu dans un cas d'étranglement interne la température tomber à 35°,8. M. Legroux rapporte une observation où le thermomètre descendit à 35°,5 le matin, et à 35° le soir, et M. Legendre une autre où l'on trouva 35°,4.

Tels sont les phénomènes d'algidité constatés dans l'étranglement intestinal quel qu'il soit et même dans l'obstruction intestinale. Pour expliquer ce symptôme, on a invoqué la péritonite, des phénomènes réflexes et même l'altération des nerfs de l'intestin.

Laissons de côté la péritonite, puisque nous avons surtout pour but de nous occuper de l'algidité dans ses rapports avec la congestion pulmonaire et rénale, du reste dans plusieurs de nos observations il y a absence complète de péritonite, et voyons quelles sont les théories proposées par les différents auteurs.

Dans une note sur l'algidité et les symptômes choléri-formes accompagnant les étranglements intestinaux, publiés en 1875 à la page 29 de la *Gazette hebdomadaire*, M. Terrillon résume ainsi les théories proposées jusqu'alors pour expliquer la cause et la nature véritable de cette algidité.

Première théorie. — Dans un mémoire adressé à l'Académie des sciences le 20 décembre 1860, M. Demarquay admet que la constriction de l'intestin, simulant l'étranglement, suffit à expliquer ces faits, car on peut, selon lui, reproduire les mêmes phénomènes chez le chien.

Deuxième théorie. — M. le professeur Verneuil croit que la constriction de l'intestin retentit par les nerfs splanchniques sur la circulation pulmonaire et produit la congestion de cet organe, principale cause de l'algidité.

(M. Carville aurait remarqué la congestion pulmonaire chez des chiens après la ligature de l'intestin pratiquée pour des recherches expérimentales).

Troisième théorie. — Pour M. Humbert les symptômes algides se montrent à deux périodes : au début, alors ils sont liés à une lésion du grand symphatique, après quelques jours, alors ils sont sous la dépendance d'une septicémie due à la résorption des matières intestinales arrêtées dans l'intestin.

Laissons de côté la théorie de la congestion pulmonaire sur laquelle M. le professeur Verneuil a bien voulu nous communiquer ses opinions actuelles et exposons l'opinion des auteurs qui expliquent l'algidité par un phénomène d'ordre réflexe.

Citons d'abord les expériences de M. Demarquay qui comprennent trois séries.

Dans une première série d'expériences : sur trois chiens, un meurt rapidement, les autres présentent au début un abaissement de six dixièmes de degré.

Dans la deuxième série : sur six chiens trois donnent une élévation de température, les trois autres donnent un abaissement de 5 à 7 dixièmes de degré.

Enfin dans la troisième série : deux chiens donnent après deux heures, l'un un abaissement de 1 degré, et l'autre de 4 dixièmes.

De là M. Demarquay conclut que la température s'abaisse chez les chiens par suite de la constriction intestinale.

M. Terrillon a fait des expériences « d'où il résulte que « sur dix chiens, sept ont présenté après quatre heures une « élévation sensible de température qui n'a été qu'en augmentant les jours suivants.

« Chez les quatre autres, il y a eu un abaissement, mais « presque insignifiant et coïncidant avec des vomissements « violents. Or on sait que le vomissement suffit à abaisser « la température même chez l'homme. »

M. Terrillon ne pense pas qu'on puisse tirer de ces résultats des conclusions se rapportant à l'homme, l'hypothermie est du reste, beaucoup moins marquée chez les animaux que chez l'homme et peut s'expliquer par la production des vomissements.

« En résumé, dit-il, si les phénomènes algides qui ac-

« compagnent dans quelques cas l'étranglement intestinal,
« sont bien connus au point de vue clinique, je crois qu'il
« serait prématuré d'en donner une explication physiolo-
« gique rationnelle, car on ne peut rien reproduire d'ana-
« logue chez les animaux. et qu'on ne peut les expliquer que
« par une susceptibilité de l'intestin ou du péritoine parti-
« culière à l'homme et ne survenant que dans certains
« cas. »

M. Humbert dans sa thèse inaugurale sur la septicémie intestinale, admet les deux causes indiquées plus haut. Au moment même de l'étranglement, il y a abaissement de la température (après deux heures d'étranglement, on a observé 35°,8) puis le thermomètre remonte un peu plus tard ; puis vers le quatrième ou cinquième jour, l'hypothermie apparaît de nouveau : « et le thermomètre peut descendre de plusieurs degrés au-dessous de la normale. Généralement l'algidité va en augmentant pour atteindre sa plus basse limite au terme de la maladie. »

Cette seconde algidité souvent plus prononcée et toujours plus longue que la première serait due à l'absorption des substances produites par la fermentation putride. Cette théorie est admise par M. Desprès qui fait jouer dans la mort subite par étranglement un rôle important à l'absorption par le péritoine des liquides exsudés à travers les parois de l'intestin (*Bulletin de la Société de chirurgie*, séance du 17 mai 1871).

Cette explication semble à peu près abandonnée par les auteurs qui ont écrit depuis sur ce sujet.

« Le point de départ de ces phénomènes est pour M. Le

Dentu (*Nouv. dict. de méd. et chir. prat.*, tome 17, page 595) dans la perturbation du système nerveux abdominal ; la moelle et le bulbe sont influencés à leur tour, d'où l'accélération du pouls au début produite quelquefois par la fièvre, souvent par la douleur, d'où le refroidissement, l'algidité. Les expériences de Brown-Séquard ont montré qu'on pouvait produire celle-ci artificiellement ; ce physiologiste a vu l'ablation des capsules surrénales causer un abaissement notable de la température. Or, dans cette expérience, c'est le plexus solaire qui est influencé comme dans l'étranglement. »

« On ne peut comprendre qu'une action perturbatrice aussi générale atteignant le système nerveux, jointe à la douleur si intense dans quelques cas, suffise pour amener la mort ; celle-ci alors ne peut guère s'expliquer que par l'épuisement nerveux. »

M. Blum, dans un mémoire sur le choc traumatique (*Arch. gén. de médecine* ; tome 27, V^e série, page 13), donne également la même explication des phénomènes d'algidité, de collapsus que l'on observe si fréquemment dans les étranglements herniaires et qui sont dépeints sous le nom de choléra herniaire.

M. Berger dans son mémoire publié en 1876 dans le *Bulletin de la Société de chirurgie*, parle aussi de l'algidité en traitant des phénomènes nerveux observés dans les cas de hernies étranglées.

Cet auteur explique également l'algidité par une action nerveuse d'ordre réflexe, c'est une propagation aux centres nerveux et de là aux nerfs du système cérébro-spinal et aux muscles (pour expliquer les crampes rapportées dans ses observations) de là irritation produite par la constriction des nerfs mésentériques et des plexus nerveux de l'intestin.

Ces phénomènes d'algidité s'observeraient surtout dans les étranglements serrés de l'intestin, un simple pincement latéral peut en être la cause et cependant, M. le professeur Verneuil, a observé les mêmes phénomènes dans des étranglements peu serrés, il en rapporte des observations et nous-même nous en avons trouvé un exemple dans la thèse de M. Humbert.

M. le professeur Gosselin, dont l'autorité est si grande en pareille matière, après avoir décrit dans son traité des hernies les phénomènes d'algidité qui accompagnent si souvent l'étranglement, les explique par les altérations de nutrition que l'étranglement fait subir au tube intestinal en le privant tout d'un coup de sa circulation. Dans le troisième volume de sa clinique chirurgicale, il admet l'opinion de M. Berger, non-seulement pour les phénomènes nerveux de la fin de la maladie, mais aussi pour les symptômes initiaux qui comprennent la douleur violente de tout le ventre et les vomissements fortement accusés pendant les premières heures, quand bien même l'étranglement est peu serré.

Ces phénomènes de douleurs et d'algidité se produiraient surtout chez les individus sujets aux actions réflexes. Il y aurait là comme une prédisposition individuelle, il faudrait néanmoins tenir compte de la grosseur et du nombre des filets nerveux serrés par l'étranglement et cette quantité, cette grosseur, plus ou moins importante, donneraient lieu à des phénomènes nerveux plus ou moins accusés.

Jusqu'ici aucun auteur n'avait parlé de la lésion des

tubes nerveux, M. Paquet cité par M. le professeur Gosselin (*loco citato*) « nous apprend qu'il a une fois, mais « une seule fois, eu l'occasion d'étudier les nerfs viscé- « raux sur une anse d'intestin grêle, qui avait été étran- « glée pendant quatre jours dans une hernie crurale non « opérée et devenue mortelle. Les nerfs étaient con- « gestionnés, les tubes nerveux superficiels étaient dimi- « nués de volume, ainsi que leur cylindre de myéline ; « celle-ci était remplacée en grande partie par du tissu « fibrillaire de nouvelle formation. »

Mais l'existence de ces petites lésions, comme le fait remarquer M. Gosselin, ne saurait être généralisée et ne suffirait pas à expliquer les phénomènes généraux graves rapportés dans les observations.

Telles sont les différentes théories que nous avons pu recueillir sur l'algidité dans l'étranglement herniaire, nous les avons exposées, suivant le programme que nous nous sommes tracé, avant de passer à l'étude de la coïncidence de l'algidité et de la congestion pulmonaire et rénale, sur laquelle M. le professeur Verneuil a le premier appelé l'attention.

DE L'ALGIDITÉ DANS SES RAPPORTS AVEC LA CONGESTION PULMONAIRE ET RÉNALE.

Les auteurs que nous avons cités dans le chapitre pré- cédent se sont occupés, dans l'étranglement herniaire, de l'algidité et de ses causes mais en dehors de la congestion pulmonaire et rénale, c'est M. le professeur Verneuil qui a le premier attiré l'attention sur ce point ; aussi si nous avons trouvé des explications sur l'hypothermie en dehors

de ces complications, nous n'avous pu malgré nos recherches trouver de théorie pour expliquer la liaison qui existe
entre l'algidité et les congestions. L'attention avait toujours
été appelée du côté de la cavité abdominale, et nullement
du côté de la poitrine. Aussi la plupart des observations
d'algidité dans l'étranglement herniaire sans péritonite, ne
fournissent-elles aucun renseignement soit sur l'état des
poumons, soit sur l'état des reins, aussi ne présentons-nous
qu'un nombre assez restreint d'exemples.

Dans la thèse de M. le Dr Ledoux (Paris 1873) nous
trouvons que M. le professeur Verneuil explique cette
pénurie d'observations en disant, que les chirurgiens ne
faisaient attention qu'à l'étranglement sans chercher la congestion, et que cette congestion elle-même, quoique fort intense, passait inaperçue. Enfin la plupart des auteurs ont
mis la dyspnée, qu'ils observaient quelquefois chez leur
malade, sur le compte du météorisme qu'ils pensaient être
assez considérable pour gêner le jeu du diaphragme.

Aussi serons-nous forcément bref sur cette partie de
notre sujet, nous exposerons les idées que nous a suggé-
rées M. le professeur Verneuil et nous donnerons quelques
hypothèses sans avoir toutefois l'intention d'en faire une
loi, notre but étant surtout de constater des faits.

M. Demarquay a fait des expériences sur des chiens et,
il a constaté non seulement des phénomènes d'algidité mais
encore des cas de congestion pulmonaire. M. Carville également aurait observé dans ses expériences des faits analo-
gues.

A cette occasion M. le Dr Terrillon (*Loc. cit.*) qui a
répété ces expériences sur les chiens, fait la remarque sui-

vante : « J'ajouterai que six chiens auscultés avec soin
« n'ont jamais présenté de symptômes de congestion pul-
« monaire, qui, pour moi, sont chez l'homme, le résultat
« et non la cause de l'algidité. Cependant j'ai fait, dans le
« but de la constater par l'autopsie, trois expériences com-
« plémentaires, mais je n'ai rien trouvé après les quelques
« heures, qui ont suivi la ligature, rien qui pût faire ad-
« mettre une congestion pulmonaire. »

Puisque M. le Dr Terrillon prétend que l'on ne doit pas
comparer ce qui se passe chez le chien à ce qui se passe
chez l'homme, on peut invoquer pour l'homme des causes
de congestion pulmonaire qui ne se retrouvent pas chez le
chien.

L'homme est en effet sujet à certaines affections complètement étrangères à la race canine, par exemple, l'emphysème pulmonaire.

En dehors de l'emphysème pulmonaire, l'alcoolisme
prédispose encore aux congestions rénales par les lésions
anciennes de ces organes qu'il a occasionnées ; il en est de
même de toutes les lésions chroniques des poumons et des
reins, qui avant l'étranglement herniaire pouvaient passer
inaperçues ou du moins ne pas occasionner de désordres
graves. Mais, qu'il arrive une perturbation brusque dans
l'économie, comme une hernie étranglée ou même une obstruction intestinale (car il est à remarquer que les complications dont nous nous occupons surviennent même dans
des étranglements peu serrés) et alors les organes prédisposés déjà par une lésion ancienne, à la suite probablement d'une action réflexe passant par le bulbe, puisqu'on
observe le ralentissement des battements du cœur, du pouls

qui devient filiforme, des mouvements respiratoires, ces organes, disons-nous, en vertu du *locus minoris resistentiæ* se congestionnent et cela quelquefois d'une manière si intense qu'ils peuvent amener l'algidité, à un degré très marqué et ensuite la mort à rapide échéance.

On a donné comme explication à l'algidité dans l'étranglement herniaire, la péritonite, la gêne de la circulation de l'intestin, l'ébranlement nerveux produit par la constriction de l'anse herniée, la gangrène du tube digestif, l'opération elle-même.

On peut invoquer, croyons-nous, toutes ces raisons quand on trouve ces lésions à l'autopsie ou encore lorsque l'opération a été faite, mais dans les cas qui nous occupent on ne trouve ni péritonite, ni gangrène. Nous rapportons un exemple où la malade est morte après un simple taxis, comment alors expliquer la mort, comment expliquer l'algidité ?

Lorsque le taxis a réduit l'intestin, on ne peut plus invoquer la constriction intestinale et cependant l'algidité persiste, on ne peut donc pas non plus invoquer comme cause l'opération, il faut donc alors penser aux lésions que l'on trouve à l'autopsie c'est-à-dire à la congestion pulmonaire et à la congestion rénale.

Telles sont les hypothèses que nous voulons présenter, nous ne voulons pas dire qu'elles sont irréfutables, mais nous les donnons parce qu'on peut chercher à les expliquer par une coïncidence de faits, dont la relation positive sera certainement démontrée plus tard.

Nous avons aussi voulu appeler l'attention sur ces congestions dans l'étranglement herniaire, parce que nous croyons que par le traitement de ces complications, on peut certainement arriver à sauver les malades qui en sont atteints.

Nous allons maintenant donner quelques observations, nous ferons à la suite de quelques unes des remarques pour mettre en relief les différents points du sujet qui nous occupe, elles seront divisées en deux séries ; dans la première nous placerons celles qui présentent une absence complète de péritonite ou de gangrène, et dans la seconde nous indiquerons quelques cas dans lesquels la mort peut être expliquée autrement que par les congestions, mais comme ces complications existaient néanmoins, ces dernières observations serviront toutefois à en démontrer la coïncidence.

PREMIÈRE SÉRIE

OBSERVATION I

Hernie volumineuse incarcérée. Troubles circulatoires. Mort par congestion pulmonaire. Altération ancienne du foie et des reins (M. Verneuil. *Gaz. hebd.* 1869. n° 45).

Un homme âgé de 60 ans environ, mais qui paraissait souffrant et amaigri, entre à l'hôpital pour une énorme hernie inguinale, irréductible depuis une huitaine de jours. Cette homme, d'une intelligence très bornée et parlant à peine le français, ne peut nous donner sur l'origine de son mal que des renseignements fort obscurs.

La hernie, ai-je dit, était énorme, elle avait la grosseur d'une tête d'adulte, indolente au toucher, mate à sa partie inférieure, sonore au voisinage de l'abdomen. Le pédicule était très volumineux. Ventre ballonné, insensible au toucher, même dans la région de l'anneau. État général mauvais, visage altéré, pouls très faible, respiration laborieuse, peau des extrémités froide, les doigts un peu bleuâtres et humides.

Je ne pouvais admettre ni étranglement véritable, ni péritonite herniaire, mais seulement cette irréductibilité passagère qu'on observe souvent dans les grosses hernies habituellement non contenues. Il n'y avait pas de vomissements, et il nous fut impossible de savoir au juste quand avaient eu lieu les dernières selles.

On avait fait, paraît-il, les jours précédents, quelques tentatives de taxis; mais sur ce point encore, les réponses du patient étaient très vagues.

La réduction immédiate ne réussissant guère dans des cas semblables et présentant plus d'inconvénients que la réduction lente et progressive, je m'abstins de manœuvres et fis les prescriptions suivantes : décubitus dorsal, les cuisses fléchies sur le bassin, le scrotum soutenu et relevé fortement. A l'intérieur, un purgatif salin et des lavements au sulfate de soude pour obtenir des évacuations gazeuses. Quelques cuillerées de vin et de bouillon pour relever les forces. Sur l'abdomen, onctions avec l'huile de camomille camphrée et couche épaisse de ouate.

Je crus devoir prescrire un bain de courte durée, tant à cause de l'extrême malpropreté du corps, qu'en raison du soulagement qu'apporte ce moyen dans les affections abdominales. C'est par ce bain que commença le traitement, et là fut, je crois, la faute. A peine le malade était-il dans l'eau depuis quinze à vingt minutes, que la gêne de la respiration augmenta, ainsi que la coloration livide des extrémités et du visage. Le patient fut reporté dans son lit, et on tenta de le réchauffer, mais la dyspnée fit des progrès continuels et la mort survint dans l'après-midi.

Je dois reconnaître une lacune grave dans l'examen : j'avais bien constaté le matin la dyspnée, mais je l'avais attribuée au refoulement du diaphragme par les gaz accumulés dans l'abdomen. J'espérais que les évacuations alvines amèneraient du soulagement, je négligeai donc complètement l'auscultation et la percussion thoraciques. Je le regrette, car il est probable que j'aurais pu reconnaître la congestion pulmonaire qu'indiquait cependant la gêne de la circulation périphérique, (celle-ci m'avait paru sous l'influence de l'état abdominal, car elle n'est pas rare dans les cas d'étranglement herniaire ou de diarrhée excessive), et que j'aurai institué une autre thérapeutique. Le bain a vraisemblablement hâté la terminaison.

L'autopsie révéla une foule de lésions très diverses dont la liaison ne paraît pas facile à établir.

Sac herniaire énorme sans trace de péritonite, renfermant toutefois, un demi-litre au moins de sérosité brunâtre sans odeur.

Masse assez considérable d'épiploon épaissi, plus vasculaire qu'à l'état normal, mais non enflammé. Anse longue d'au moins vingt-cinq centimètres appartenant à l'S iliaque, et ne présentant pas la moindre altération, puis une anse d'intestin grêle plus longue encore de quelques centimètres, et qui, au contraire, offre dans toute son étendue une coloration d'un rouge sombre, tout à fait semblable à celle des ecchymoses récentes. Cette coloration est due, en effet, à une suffusion sanguine qui envahit toutes les couches de l'intestin et double l'épaisseur de ses parois. Aucune adhérence, ni au sac, ni à l'anneau. Aussi la réduction de toutes les parties herniées se fit-elle sans difficulté. Ajoutons qu'au niveau de l'anneau, qui est fort large, les deux intestins n'offrent pas de traces sensibles de constriction. Je ne m'explique guère l'association de ces lésions. En effet, l'épanchement considérable de sérosité implique une certaine gêne dans la circulation des parties contenues et un certain degré d'étranglement. Mais comment comprendre que cette gêne ait été supportée exclusivement par l'intestin grêle, et que le gros intestin, également incarcéré, n'y ait point participé?

La lésion de l'intestin grêle rappelle les désordres causés par certains taxis forcés et prolongés. Mais rien ne prouve qu'avant l'entrée à l'hôpital la hernie ait été violentée de la sorte; car s'il en était ainsi, on aurait d'abord trouvé des traces de péritonite, puis l'épiploon et le gros intestin n'auraient pas échappé complètement à une telle manipulation. Enfin certains points de cette longue anse eussent été plus endommagés, tandis que la suffusion est uniforme et s'étend même à quelques centimètres sur la portion située au-dessus de l'anneau et contenue par conséquent dans l'abdomen.

Quoique la chose soit malaisée à comprendre, je conserve l'idée que l'intestin grêle a été le siège d'une sorte d'apoplexie spontanée, à laquelle un certain degré d'incarcération a servi de cause prédisposante. Le péritoine est sain, l'intestin grêle est distendu par les gaz mais n'offre pas d'autres lésions.

Le foie est très altéré, il présente un aspect mamelonné, comme dans la cirrhose, mais il a subi la dégénérescence graisseuse la plus marquée. Les reins sont volumineux et dans le même état de dégénérescence granulo-graisseuse.

Les deux poumons sont fortement congestionnés et offrent la même teinte ecchymotique que l'anse intestinale. En plusieurs points, du côté gauche, on trouve des noyaux apoplectiques, de forme tout à fait récente. Les plèvres sont saines.

Les orifices cardiaques n'offrent rien de particulier.

Comme réflexion à cette observation M. Verneuil ajoute : « Je dirai que la constitution du malade était depuis « longtemps affaiblie, comme l'atteste l'état du foie et des « reins, et que de nouveaux symptômes sont survenus sous « la dépendance d'une incarcération incomplète de l'intestin, « et qu'enfin la scène s'est terminée par des troubles du « côté de la circulation, se traduisant par une congestion » apoplectique limitée à un point de l'intestin et généralisée « aux deux poumons : le désordre pulmonaire a été incon- « testablement la cause de la mort. »

OBSERVATION II

Hernie crurale étranglée. Troubles circulatoires. Altérations anciennes
du foie et des reins.
(M. Verneuil. *Gaz. hebd.* 1869, n° 45).

Il s'agit d'une vieille femme entrée à l'hôpital pour une hernie crurale étranglée et que j'opérai *in extremis*. Les pieds et les mains étaient froids et un peu livides, le pouls petit, l'intelligence confuse ; point de signe de péritonite.

L'opération fut pratiquée sans chloroforme et avec la plus grande simplicité. L'anse intestinale, moins altérée que je ne le craignais, fut réduite à l'aide d'un débridement très limité. Il y eut un soulagement notable ; mais les efforts pour maintenir la réduction furent impuissants, et la malade s'éteignit sans douleur, dans la même soirée.

A l'autopsie : point de péritonite évidente, injection capillaire de l'intestin distendu ; cirrhose du foie très prononcée ; substance corticale des deux reins criblée de petits kystes séreux ; congestion générale et très forte des deux poumons, rien au cœur.

Les lésions du péritoine et de l'intestin, vu leur peu d'intensité, ne pouvant évidemment pas rendre compte de la mort, celles préexistantes du foie et des reins ne le pouvant pas davantage, et la congestion des poumons l'expliquant, au contraire, parfaitement, c'est à cette dernière seule qu'on est en droit de l'attribuer.

OBSERVATION III

Hernie étranglée, mort. Congestion pulmonaire. Hémorrhagie
interstitielle.
(M. Verneuil. *Bull. de la Soc. de chir.*, mai 1871).

Je viens vous rapporter l'autopsie du malade dont j'avais annoncé la mort dans la précédente séance. L'étranglement datait de deux jours et quelques heures. Le malade n'avait pu être opéré. On avait remarqué une algidité considérable 35°. La hernie était entéro-épiploïque ; étranglement peu serré par le collet du sac : très peu de péritonite, injection fine sur l'intestin, mais le péritoine n'était pas dépoli, les autres viscères sont sains.

Congestion pulmonaire extrêmement marquée ; apoplexies interstitielles dans la partie postérieure des deux poumons, l'individu avait trente-cinq ans.

Dans beaucoup de cas où j'ai rencontré des congestions pulmonaires il y avait eu algidité pendant la vie.

OBSERVATION IV

(Arrêt des matières intestinales sans étranglement proprement dit. Mort
(Thèse de M. Humbert, 1873).

Tano (Gaudins), 62 ans, glacier, entre le 1er mai 1871, à l'hôpital Lariboisière, salle Saint-Louis, n° 9.

Bonne constitution , bonne santé habituelle. Hernie ancienne volumineuse (inguinale droite) facilement réductible.

Malade depuis quinze jours environ. Depuis huit jours n'a pas été à la selle ; coliques, vomissements sans caractère d'abord, puis fécaloïdes.

La hernie est volumineuse. Le 2 mai, M. Verneuil pratique le taxis et la réduit.

Avant la réduction, le malade était dans l'état suivant : prostration, adynamie complète ; face anxieuse, hébétée ; parole difficile, embarrassée, langue sèche et noire, froide; vomissements brunâtres, fécaloïdes ; ventre un peu ballonné, sensible à la pression ; urines rares, très albumineuses (cependant pas d'œdème local ou général). Peau froide, extrémités violacées, température 36°,6. Aucun symptôme ne s'étant amendé après la réduction facile de la hernie, M. Verneuil, considérant surtout l'état des urines, pense un moment à une affection rénale.

Le soir, le malade n'a pas encore été à la selle ; température 37°.

3 mai. — Encore des vomissements fécaloïdes, température 36°. Le soir même état, température 34°6.

Mort à sept heures du soir.

Autopsie. — L'orifice du sac est très large. Il contient environ 50 centimètres d'anses intestinales, qui y sont rentrées spontanément et qui y sont très comprimées surtout au niveau du collet.

Elles ne présentent aucune adhérence, aucune des lésions ordinaires de l'étranglement. Leur couleur est seulement plus foncée que le reste de l'intestin.

Pas de traces de péritonite.

L'intestin au-dessus des anses herniées, est distendu rempli de gaz et de matières fétides, les anses baignent dans un liquide séro-sanguin contenu dans le sac ; leurs parois sont épaissies, leur calibre diminué, la muqueuse est injectée et un peu boursoufflée.

Reins offrant les signes d'une néphrite ancienne, petits, graisseux. Rate très congestionnée, apoplectique. Poumons congestionnés, les autres organes sont sains.

Dans cette observation on remarque que le malade est mort sans qu'on puisse invoquer la péritonite comme cause.

Il n'y a eu ni étranglement serré, ni opération, par conséquent l'algidité qui est venue terminer la scène, devait reconnaître une autre cause, et cet autre élément est, selon nous, la congestion des viscères et principalement des poumons et des reins, ces derniers, du reste, présentaient les traces d'une lésion ancienne.

OBSERVATION V

Hernie crurale étranglée. Kélotomie sans accidents, mort tranquille seize heures après. Altérations anciennes des reins et du foie. Congestion apoplectique des deux poumons (Th. Ledoux, Paris 1873).
(Observation communiquée par M. Verneuil et rédigée d'après les notes prises par M. Garrigue, élève du service).

Marie M...., 75 ans, belle constitution, ordinairement bien portante, est atteinte depuis longtemps d'une hernie contenue tant bien que mal par un bandage, et qui n'a jamais donné d'accident. Depuis quatre ou cinq jours la malade accuse de l'anorexie, des douleurs abdominales et des nausées. Un médecin reconnaissant une hernie étranglée a fait la veille des tentatives infructueuses de taxis et a adressé M.... à l'hôpital où elle entre le 5 octobre 1869, salle Sainte-Jeanne, n° 3.

M. Garrigue constate les particularités suivantes : dans l'aîne droite, au-dessus du ligament de Fallope, tumeur arrondie, rénitente, douloureuse au toucher, du volume d'un petit œuf de poule, sans changement de couleur à la peau et recouverte d'une épaisse couche de graisse ; ventre un peu ballonné, sensible à la pression ; nausées fréquentes, quelques vomissements bilieux depuis la veille, un peu de hoquet, absence complète de selles et d'émissions gazeuses par l'anus depuis le début des accidents, peau chaude sur le tronc, **extrémités** assez froides au contraire, surtout aux mains qui sont violacées, pouls petit, mais non accéléré ; facies naturel, langue un peu chargée mais humide ; respiration calme, voix claire ; intelligence tout à fait conservée, pas de douleurs spontanées ; malheureusement la température ne fut pas prise.

M. Garrigue s'abstient de tout taxis ; il prescrit à l'intérieur de la glace, sur le ventre des cataplasmes laudanisés, et s'efforce de réchauffer les extrémités par des frictions excitantes et des applications chaudes.

L'état reste le même pendant tout le jour et la nuit. Le lendemain, 6 octobre, les vomissements ont presque disparu ; quelques heures de sommeil ont amené du calme ; en un mot les signes de l'étranglement sont peu intenses.

Je vois alors la malade, et malgré cette bénignité apparente, malgré l'absence de tout signe de péritonite, je porte un pronostic grave, en raison surtout de la teinte cyanotique et du refroidissement des mains.

J'opère sans pratiquer le taxis, à cause de la durée déjà considérable de l'étranglement. Le chloroforme n'est administré que pendant quelques minutes, la découverte de l'intestin, le débridement, la réduction se font sans difficulté. Le sac renfermait un peu de sérosité roussâtre, l'anse intestinale était d'un rouge sombre, mais sans altération notable, pas d'épiploon. Je débride, comme de coutume, directement en haut, dans l'étendue de quelques millimètres. Le sac est lié à sa base et réséqué ; dans la plaie, plumasseaux de charpie imbibés d'alcool ; à l'extérieur opercule de baudruche fixé par le collodion ; couche épaisse de ouate sur l'abdomen ; linges chauds entourant les membres, potion cordiale chaude, pour boisson, infusion de thé fortement aromatisée.

A deux heurees une réaction modérée s'établit ; peau moite, pouls relevé, visage un peu animé, cessation des douleurs, grand sentiment de bien être. A six heures du soir, aucune évacuation n'a eu lieu ; quelques coliques se manifestent ; on administre à une demi-heure d'intervalle, deux cuillerées à café d'huile de ricin qui reste sans effet.

Le même état persiste jusqu'à deux heures du matin ; alors la respiration s'embarrasse un peu, une envie de vomir survient, et la malade succombe sans souffrance et sans agonie seize heures après l'opération.

Autopsie. — Trente-six heures après la mort. Ballonnement considérable du ventre ; intestin grêle distendu par des gaz et un peu injecté au voisinage de l'anse étranglée, celle-ci d'un rouge assez vif, ne présente aucune trace de gangrène, ni de perforation, un demi-verre de sérosité rougeâtre dans le petit bassin, pas la moindre trace de péritonite.

Vu du côté de l'abdomen, l'orifice herniaire est tout à fait revenu sur lui-même et froncé comme l'ouverture anale, de manière à interrompre toute communication entre sa cavité abdominale et sa plaie extérieure. On peut cependant y introduire le petit doigt et retrouver l'ancien trajet de la hernie.

Le débridement a porté presque exclusivement sur le péritoine du sac, le tissu fibreux qui circonscrit ce dernier a été à peine entamé : on pourrait donc dire, dans ce cas, que le collet du sac était l'agent essentiel de l'étranglement. Les lésions causées par l'opération sont réduites au minimum, et je suis frappé surtout par cette occlusion naturelle de l'orifice profond du canal herniaire. Si ce dernier fait est la règle, il explique d'une manière satisfaisante comment la kélotomie faite en temps opportun donne plus de succès pour la hernie crurale que pour la hernie inguinale, car dans cette dernière, la blessure du péritoine est en communication plus large et plus directe avec la plaie externe ; c'est un point à élucider par de nouvelles autopsies.

Dans tous les cas les légers désordres constatés du côté de l'intestin, du péritoine et du champ opératoire, sont tout à fait impuissants à expliquer la mort ; mais la suite de l'autopsie vient nous éclairer.

Le cœur est petit, un peu graisseux et ne renferme qu'une petite quantité d'un sang fluide ; rien aux orifices.

Les poumons, au contraire, sont gravement lésés, des deux côtés et de haut en bas, ils sont fortement congestionnés ; en plusieurs points, surtout à droite, on rencontre des foyers hémorragiques récents, dus, sans aucun doute à des apoplexies circonscrites. Le parenchyme pulmonaire ne renferme que très peu d'air, il est gorgé d'un sang noir, épais, qui ne s'écoule complètement que sous l'influence de la pression. En un mot, nous retrouvons là, un type anatomique de la congestion apoplectique du poumon et je n'hésite pas à affirmer que le malade a succombé à l'asphyxie inévitable avec une telle lésion pulmonaire.

Les viscères abdominaux offrent également leur contingent de lésions anatomiques, mais ceux-ci remontent à une époque ancienne.

Les reins sont volumineux, la substance corticale est anémiée et présente un certain nombre de kystes superficiels, l'un d'eux cependant, du volume d'une grosse noisette, s'étend de la surface jusqu'au bassinet. Il existe en outre des traces de pyélite et le microscope dénote une altération granulo-graisseuse de l'épithélium des tubes urinifères, il est regrettable que l'urine n'ait pas été examinée pendant la vie.

Le foie est encore plus altéré, il est considérablement atrophié, rugueux, inégal, mamelonné à la surface, mais exsangue sous le scalpel, offrant, en un mot, les caractères de la cirrhose avancée. La vésicule biliaire distendue renferme deux calculs d'un centimètre et demi de diamètre.

La cavité crânienne n'a pas été ouverte.

OBSERVATION VI

Hernie crurale étranglée. Taxis infructueux au bout de douze heures. Ponction avec aspiration à la vingt-cinquième heure, ne pénétrant que dans le sac; nouveau taxis avec pression sur la paroi abdominale, réduction. Symptômes abdominaux légers. Congestion pulmonaire double très intense. Abcès du sac herniaire. Guérison (Th. Ledoux. Paris 1873).
(Observation communiquée à M. Ledoux par M. Verneuil).

K... Jeanne, 56 ans, journalière, bonne santé habituelle, n'a jamais porté de bandage et ne se sait pas même atteinte de hernie. Le 29 janvier, à 9 heures du matin, en montant un seau d'eau, elle ressent dans l'aîne droite une douleur subite et violente qui la force à s'asseoir et provoque une envie d'aller à la selle qui ne peut pas être satisfaite.

K... rentre chez elle avec peine, se met au lit, et reconnaît dans le pli crural une tumeur dure et douloureuse. Les coliques persistent toute la journée, dans la soirée deux vomissements bilieux. A 9 heures, un médecin habile exerce le taxis pendant quinze à vingt minutes sans succès, un bain chaud calme momentanément les douleurs qui reviennent bientôt plus intenses qu'avant ; deux vomissements nouveaux.

La malade est transportée à l'hôpital le 30 au matin, je la vois à dix heures.

La hernie est du volume d'un petit œuf, cachée sous une épaisse couche de graisse. La peau est un peu rouge, sensible au toucher, le ventre indolore, à peine gonflé, le visage est pâle, les mains et les pieds froids, légèrement livides, le pouls très petit, non précipité, la respiration est fort gênée, entrecoupée d'une toux sèche qui, au dire de la malade, existait avant l'accident, mais a beaucoup augmenté.

Considérant que les symptômes de l'étranglement sont médiocrement intenses, qu'ils ne remontent qu'à vingt-quatre heures, que le taxis n'a pas été trop prolongé, je veux essayer la réduction avec le concours de l'aspiration.

Sur un point de la tumeur qui paraît fluctuant, je plonge l'aiguille Dieulafoy n° 2, à 2 centimètres de profondeur, j'arrive dans une cavité d'où le vide extrait environ une cuillerée à bouche d'un liquide couleur lie de vin, très fétide, et qui cependant ne rappelle nullement le fluide intestinal ; c'est probablement du sang épanché dans le sac par les efforts du taxis. (L'examen microscopique aurait nettement indiqué la provenance du liquide, malheureusement, malgré mes recommandations, il fut jeté par une femme de service).

L'aiguille retirée, la tumeur avait perdu près de la moitié de son volume, et on distinguait, au toucher, une masse dure, inégale, grosse comme une forte noix. Convaincu que la ponction n'avait pas atteint l'anse intestinale, je crus cependant devoir pratiquer le taxis et j'y procédai avec précaution.

Je vis alors, sous l'influence de la pression l'orifice de la piqûre, donner issue à un fluide semblable à celui qui s'était rassemblé dans la saignée, il en coula bien ainsi 2 ou 3 grammes.

La réduction n'étant pas obtenue au bout de quatre à cinq minutes, j'ajoutai à la manœuvre une pression, exercée sur la paroi abdominale au-dessus de l'arcade crurale, avec le point fermé d'un de mes aides. Peu d'instants après, une partie de la hernie rentra, c'était sûrement l'intestin, car aussitôt, une expulsion longue et bruyante de gaz montra que la circulation gazeuse était rétablie dans l'intestin. Quelques pressions complémentaires firent disparaître le reste de la tumeur, en somme, la réduction totale avait exigé une dizaine de minutes.

Comme le ventre n'était pas ballonné, que rien n'annonçait la péritonite, que l'intestin n'était probablement ni trop malade, ni perforé, je ne prescrivis ni opium, ni purgatifs, mais seulement de larges cataplasmes sur le ventre.

La réduction n'amena pas cette rémission prompte des symptômes sur laquelle on aurait pu compter, vu la courte durée de l'étranglement.

La journée fut mauvaise, il y eut de l'anxiété, une agitation continuelle ; une selle abondante survint spontanément le soir, ce qui n'empêcha pas deux vomissements muqueux dans le courant de la nuit. Le ventre était douloureux dans la fosse iliaque droite, mais la douleur ne se manifestait guère que pendant la toux, à la vérité, elle devenait alors très intense. Quant à la toux, elle était fréquente, sèche, très pénible et s'accompagnant d'une oppression considérable et de pleurodynie.

A la visite du lendemain, je constatai tous ces symptômes thoraciques qui semblaient s'accroître d'heure en heure. Je vis, comme la veille, le visage, les pieds et les mains bleuâtres et froids, le pouls petit, la respiration très gênée ; le ventre cependant n'était pas ballonné ni douloureux au toucher, si ce n'est dans la fosse iliaque, au niveau sans doute de l'anse réduite. Il n'y avait certainement pas de péritonite. Je soupçonnais plutôt une attaque de congestion pulmonaire. La malade m'apprit d'ailleurs qu'elle toussait habituellement l'hiver, qu'elle s'était récemment enrhumée et que, depuis la sortie de la hernie, elle était bien plus oppressée que de coutume.

L'examen de la poitrine confirma cette supposition : la percussion ne donnait pas de renseignements décisifs, en raison de l'épaisseur de la couche graisseuse; mais l'oreille percevait, dans toute l'étendue des deux poumons, cette variété de bruits anormaux qu'on rencontre au commencement de la congestion pulmonaire généralisée.

Là le bruit respiratoire était diminué, là il semblait plus fort, le plus souvent il était marqué par des râles sonores, sibilants et ronflants, çà et là quelques râles humides ; évidemment l'air pénétrait à peine dans les vésicules pulmonaires, d'où la dyspnée et les phénomènes d'asphyxie.

En somme, l'état général était assez alarmant et le danger venait à coup sûr de la poitrine plus que de l'abdomen. Je ne pouvais penser à prescrire un vomitif, moyen si précieux dans la congestion pulmonaire, mais il restait la ressource d'une révulsion extérieure énergique et de la médication stimulante. En conséquence, je prescrivis l'application sur les parois de la poitrine de vingt-quatre ventouses sèches, l'administration à l'intérieur d'une potion de Todd; enfin, un lavement purgatif fut donné le soir pour expulser les gaz intestinaux.

Ces mesures amenèrent un soulagement notable et prompt, dans l'après-midi la circulation périphérique s'était rétablie et les extrémités avaient récupéré leur coloration normale, la toux et l'oppression avaient beaucoup diminué.

Le lendemain, le danger était conjuré de ce côté; néanmoins la potion de Todd fut continuée deux jours encore. Les bruits anormaux existaient encore, surtout les râles sibilants, mais le murmure vésiculaire s'entendait beaucoup mieux et dans une grande étendue. Pour en finir sur ce point, je dirai que la toux seule persista plusieurs jours, mais avec les caractères qu'elle avait dans l'étranglement, elle finit par céder à l'action de la belladone et de la jusquiame données à la dose de 5 centigrammes par jour.

Du côté de la hernie les phénomènes continuèrent quelque temps.

Il se forma d'abord dans le sac un petit abcès que je ponctionnai le sixième jour, et qui donna issue à du pus très fétide. Le foyer mit au moins quinze jours à se cicatriser, il ne donna issue, toutefois, ni à des gaz, ni à des matières stercorales, il est bien certain qu'il ne communiquait pas avec l'intestin.

Quant à l'anse intestinale réduite elle s'enflamma probablement ou provoqua autour d'elle une péritonite circonscrite. Toujours est-il que la douleur persista longtemps dans la fosse iliaque droite, et qu'à partir du huitième jour on put percevoir distinctement en ce lieu une tumeur sensible au toucher, qui acquit peu à peu le volume du poing, resta stationnaire une semaine environ et finit par disparaître lentement sous l'action des vésicatoires volants.

La malade quitta le service complètement guérie dans les premiers jours de mars.

Cette malade atteinte de congestion pulmonaire pendant l'étranglement, avait depuis longtemps une lésion ancienne de ce viscère ; il est à remarquer également, dans cette observation, que les phénomènes d'algidité disparaissaient à mesure que l'on combattait les accidents congestifs du côté des poumons.

OBSERVATION VII

Un homme de cinquante ans présentant les signes d'une vieillesse prématurée entre le 19 janvier à l'hôpital Beaujon.

Il présente une hernie crurale gauche, de volume moyen, étranglée depuis moins de douze heures. Au bout de trente-six heures apparaissent tous les phénomènes qui caractérisent le choléra herniaire : le malade est dans un état de prostration extrême ; il semble amaigri, le teint est terreux, le nez semble aminci, les yeux caves et cernés, la bouche sèche, les extrémités sont froides et cyanosées, le pouls est filiforme et misérable, la température de 36°.

L'opération fut faite en présence de M. Le Fort et l'intestin réduit sans ouverture du sac. Le malade n'alla à la garde-robe que trois jours après et succomba le neuvième après l'opération à l'aggravation constante d'une congestion pulmonaire dont on avait reconnu les signes avant même de pratiquer la kélotomie.

Autopsie — Pratiquée trente-six heures après la mort. Les deux poumons présentent des adhérences très fortes au niveau des sommets. A ce niveau on trouve dans leur parenchyme des dépôts pigmentaires et des points durs qui paraissent d'anciens tubercules en voie de guérison. Le poumon gauche est hépatisé dans la portion moyenne de sa face postérieure, carnifié partout, sauf au niveau de la lamelle antérieure qui présente de l'emphysème et même de l'emphysème interlobulaire.

Il renferme des dilatations bronchiques dont quelques-unes simulent même des cavernes, tout à fait en arrière est un point où l'hépatisation semble avoir suppuré.

Diverses parties de ce poumon jetées dans le liquide plongent et gagnent le fond. Le poumon droit est splénisé dans toute sa moitié postérieure. Des morceaux de ce poumon plongent, d'abord puis reviennent lentement à la surface.

Cette observation est prise et résumée dans le mémoire de M. Berger, et comme il n'existait pas de lésions intestinales capables d'expliquer la mort, l'auteur ajoute : « La cause de la mort, indépendante de la paralysie intestinale, résidait ici dans une congestion pulmonaire intense, datant de l'étranglement, puisque le malade avait été surpris par cet accident au milieu même des occupations de son existence ordinaire. Il est tout naturel de penser que la paralysie vasculaire qui a déterminé ces accidents, de même que la paralysie intestinale a été la conséquence de la lésion des filets nerveux sympathiques compris dans la striction très étroite de l'intestin. Les phénomènes cholériformes que présenta le malade, le refroidissement, la cyanose, les crampes n'étaient probablement que des manifestations variées de ces troubles de la circulation. Sous l'influence de cet état pathologique, les poumons atteints déjà d'une affection chronique, sont devenus le siège d'une congestion passive qui favorisée par le décubitus dorsal a fini par amener des lésions incompatibles avec le fonctionnement de l'organe, la respiration et l'existence » (*Bull. Soc. chir.* 1876, et *Bull. Soc. anat.*, fév. 1873).

Nous rapportons ces réflexions pour montrer de quelle manière M. Berger explique les relations de l'étranglement avec la congestion pulmonaire.

OBSERVATION VIII

Hernie ombilicale étranglée. — Opération au quatrième jour. — Phénomènes d'algidité et de congestion pulmonaire. Mort.
(Nous devons cette observation à l'obligeance de M. Bouilly, qui appelé
dans le service de M. Péan pour faire cette opération, a bien voulu nous
communiquer ses notes sur ce cas intéressant).

X..., âgé de 68 ans, entre le dimanche 19 juin 1881, à midi à l'hôpital Saint-Louis, dans le service de M. Péan.

Cet homme est porteur d'une hernie ombilicale habituellement sortie, mais qui depuis le mercredi 15 dans la matinée, est devenue tout à coup plus volumineuse.

Depuis ce moment, vomissements extrêmement répétés et d'une abondance extraordinaire, le malade dit lui-même : « qu'il a vomi des litres » ; suspension absolue des gardes-robes et des gaz ; ballonnement du ventre, état général grave.

Un purgatif resté sans succès est donné le mercredi, et une petite tentative de taxis est faite en ville le samedi.

Le malade entre le dimanche à l'hôpital à onze heures et demie, et je le vois à deux heures et demie de l'après-midi. Il présente les signes classiques du choléra herniaire : facies abdominal, pâle et plombé avec une légère teinte cyanique ; voix cassée, nez froid, *langue très froide* ; pouls imperceptible ; suppression des urines depuis deux jours. Le malade a une tranquillité apparente et ne se plaint que de l'abondance des vomissements fécaloïdes.

Il y en a une quantité abondante dans une cuvette. D'après MM. les internes, l'état général serait devenu beaucoup plus mauvais depuis l'arrivée du malade, c'est-à-dire, depuis deux heures.

La hernie ombilicale a le volume des deux poings, elle est composée d'une masse molle, peu tendue, donnant nettement l'idée d'une grosse épiplocèle, la tumeur est pédiculée et retombe sur la paroi abdominale inférieure, elle sort en plein par l'anneau ombilical et la cicatrice du même nom est située au sommet de la tumeur et non à côté d'elle ; la cicatrice a donc cédé et s'est laissée distendre au point de faire partie des enveloppes de la hernie.

La douleur est vive à toute la périphérie du pédicule, le ventre est volumineux et ballonné.

Je porte un pronostic excessivement grave et pratique la kélotomie immédiatement.

Une injection d'une seringue d'éther est d'abord faite sous la peau de la cuisse.

Après quelques inhalations de chloroforme, le malade ayant l'air de mal le supporter et étant déjà en anesthésie, vu son état général, je fais une incision verticale de la peau et de huit à neuf centimètres.

On tombe de suite sur un sac très mince, sans liquide, renfermant une masse considérable d'épiploon, adhérent à toute la périphérie du sac, libre dans son intérieur, mais cloisonné au milieu par quelques brides. Il est facile, après l'avoir écarté, d'apercevoir une anse d'intestin grêle longue d'environ six à huit centimètres.

Celle-ci n'a pas le mauvais aspect auquel on aurait pu s'attendre d'après la gravité des phénomènes généraux. Elle est rouge, violacée, très congestionnée, mais elle a une bonne résistance et une bonne température.

L'anneau est peu serré et n'exerce qu'une constriction médiocre.

Légers débridements en deux points à gauche. L'anse est attirée au dehors et on peut constater qu'il n'y a pas de lésions profondes au niveau de l'étranglement.

On lave cette anse rapidement avec une solution phéniquée à cinq pour cent, la réduction dans l'abdomen est facile.

Après ligature on fait la résection de toute la portion libre de l'épiploon qui atteint bien le volume d'un poing d'adulte.

Un fil de catgut est passé verticalement au niveau de l'orifice ombilical et par sa constriction il en rapproche les deux lèvres de manière à les affronter complètement. Ainsi se trouve fermée la communication de la cavité abdominale avec la portion sus-jacente du sac.

Prévoyant la suppuration possible de la grande poche cutanée doublée du sac péritonéal et de l'épiploon qui lui adhère, je resèque toutes ces parties, de manière à ne plus laisser qu'un petit moignon épiploopéritonéo-cutané n'ayant guère qu'un centimètre et demi de hauteur.

Réunion verticale sur un drain des deux lèvres de la plaie. Pansement de Lister. Ouate, bandage de corps. Pas de pulvérisation à cause de l'état d'algidité dans lequel se trouve le malade. Nouvelle injection d'éther dans la cuisse.

Le malade, bien que peu endormi, a bien supporté l'opération, le pouls s'est relevé notablement après la réduction de l'intestin et la température de la langue semble moins basse qu'avant la kélotomie.

Je prescris pour la journée une nouvelle injection d'éther, du thé au rhum chaud et de nombreuses ventouses sèches à la base de la poitrine.

Je fais remarquer aux élèves la disproportion très notable entre l'intensité des phénomènes généraux, qui sont ceux du plus mauvais choléra herniaire et le peu de constriction de l'anse intestinale.

Pour expliquer cette disproportion doit-on donner une large part à la constriction exclusive de l'épiploon, ou à l'âge du sujet, ou à une susceptibilité péritonéale particulière ?

Ce malade est un exemple frappant de l'état que l'on a décrit sous le nom de *péritonisme*.

Il succomba environ six heures après l'opération en subissant un refroidissement progressif que rien ne put combattre.

Nous n'avons pas les détails de l'autopsie, mais d'après la lecture de cette observation et les renseignements que M. Bouilly lui-même, a bien voulu nous donner nous nous croyons le droit d'attribuer à la congestion pulmonaire la cause de la mort.

Le malade était dans l'apnée, l'air n'entrait plus dans les vésicules pulmonaires, et le murmure vésiculaire avait disparu.

On ne peut invoquer comme cause de l'algidité, l'étranglement intestinal ; puisqu'après la réduction de l'intestin, l'hypothermie qui avait un peu diminué sous l'influence des injections d'éther a reparu aussitôt. Du reste la constriction exercée sur l'intestin était peu intense.

La mort a été trop prompte et les lésions de l'intestin étaient trop peu considérables au moment de l'opération pour que l'on puisse penser à une péritonite.

Chose remarquable on a trouvé chez ce malade, comme chez la femme morte dernièrement dans le service de - M. le professeur Verneuil, la même intolérance pour le chloroforme ; dès les premières inhalations, nous a dit M. Bouilly, des menaces de syncope sont apparues, ce qui a fait abandonner l'idée d'avoir recours à l'anesthésie complète.

Nous voyons donc que ces deux cas peuvent se rapprocher pour conclure en faveur du rôle important que doit jouer la congestion pulmonaire par rapport à l'algidité.

Au dernier moment nous apprenons que l'autopsie n'a pu être faite ; il y a eu opposition de la part des parents.

OBSERVATION IX

Hernie étranglée, avec algidité. Kélotomie. Mort. Lésions des reins.
(Cette observation prise dans le service de M. le professeur Verneuil nous a été communiquée par M. Cerné, interne du service).

Le nommé X..., âgé de 68 ans, est entré le 8 mai 1881, à la Pitié, salle Michon, n° 8.

Antécédents. — Tout ce que nous savons c'est qu'il accuse une affection ancienne des voies digestives pour laquelle il boit du lait depuis longtemps.

Il a une hernie inguinale gauche ordinairement contenue par un bandage (1), mais le dernier qu'il a eu étant mauvais permettait à la hernie de sortir en dessous. Enfin hier, il n'a pu la faire rentrer et a été pris de douleurs dans le ventre en même temps que de vomissements de mauvaise odeur, prétend-il ; pour lui, ce n'était que des glaires.

En ville, on a pratiqué trois fois le taxis sans chloroforme, on a échoué complètement. Il entre à l'hôpital le dimanche 8 mai, à trois heures de l'après-midi. Il y a, paraît-il, quinze heures que la hernie est sortie.

A l'arrivée du malade, l'interne de garde fait encore une tentative de taxis après anesthésie au chloroforme, sans aucun résultat. Un lavement purgatif est donné, il est rendu seul. Les phénomènes étant peu intenses, on ne fait pas appeler de chirurgien, une vessie de glace est placée sur la tumeur.

M. Verneuil le voit à dix heures du matin le 9 mai.

1. L'an dernier il a été pendant quelques jours dans le service de M. Polaillon pour un commencement d'étranglement. Le taxis a réussi.

Il n'y a pas eu de vomissement depuis son entrée, mais depuis le moment de l'étranglement il n'y a eu ni selle, ni expulsion de gaz.

Le ventre est ballonné. La tumeur occupe la partie interne de l'aine du côté gauche. Elle est cylindroïde, allongée verticalement, de 4 à 5 centimètres de diamètre sur 10 à 12 de longueur. Elle est mate, dure et rénitente.

Le malade se plaint de souffrir beaucoup ; il est oppressé, le visage est congestionné, d'une teinte violacée, presque livide : au premier aspect, il ressemble à un cardiaque. Les membres sont aussi un peu livides sans œdème, le nez et les extrémités sont refroidis. La température axillaire est de 36°,2.

La toux est assez abondante, elle est accompagnée d'un rejet de mucosités bronchiques épaisses. Le pouls est petit, irrégulier. Eructations fréquentes sans nausées ni vomissements.

Opération à dix heures et demie.

Chloroformisation sans accidents.

Après anesthésie, M. Verneuil fait une tentative de taxis très modérée, pendant dix minutes.

La tumeur semble d'abord diminuer d'un bon tiers, sans qu'il se soit produit de gargouillement, puis cette réduction s'arrête et le taxis n'amène aucun résultat, mais pendant qu'on le pratique la direction de la tumeur indique qu'il s'agit d'une hernie directe ou interne.

Les parties molles ayant été incisées couche par couche, M. Verneuil arrive sur le sac et annonce qu'il contient un liquide abondant. En effet une ponction avec le bistouri donne issue à cent grammes d'un liquide noirâtre, sanguinolent. Au milieu, on trouve des caillots qui montrent suffisamment que l'hémorrhagie ne date pas du taxis qui vient d'être fait, mais d'au moins vingt-quatre heures (Ce liquide, analysé par M. Nepveu, se trouve contenir des bactéries en très grand nombre).

Le sac est ouvert largement et on aperçoit une anse d'intestin grêle fortement distendue, dont les parois sont noirâtres, suite d'hémorrhagie interstitielle ; elle paraît saine d'ailleurs et le peu de durée de l'étranglement semble ne pas laisser de doute à cet égard.

Avant de lever l'étranglement, on procède à la toilette du sac avec un pinceau imprégné d'une solution phéniquée à cinq pour cent.

Cette toilette faite, on lève l'étranglement avec le bistouri de Cooper, on fait deux débridements de quelques millimètres chacun, la constriction étant très forte.

L'intest n, pressé à travers les parois du sac, laisse alors échapper des gaz avec un bruit de gargouillement, puis est réduit lui-même facilement.

La suture du sac est faite avec de la soie, les surfaces péritonéales se regardant.

Spray et pansement de Lister.

Avant et après l'opération, injection d'éther avec la seringue de Pravaz.

Potion de Todd et lavement.

Dans la journée, la température remonte à 37°.

Le lavement a ramené quelques matières, assez peu abondantes toutefois. Les extrémités sont chaudes, le visage moins livide, pas de vomissement. On donne le lait en assez grande quantité.

10 *mai*. — Même état. Le malade se plaint toujours de douleurs dans le ventre. On laisse le pansement.

Potion de Todd. Injections d'éther. Nouveau lavement. Température 36°,8.

Le soir l'hypothermie et le refroidissement du nez et des extrémités ont reparu. Dyspnée assez intense. Douleur très vive à l'abdomen qui est très ballonné. Pas de vomissements, pas de selles. Injection d'éther à cinq heures, répétée à huit heures du soir.

A l'auscultation les bruits du cœur sont à peine perceptibles, pas de souffle mais inégalités et intermittences.

A dix heures redoublement de l'oppression, on constate des râles très fins dans la poitrine, le malade meurt comme asphyxié.

Depuis son entrée à l'hôpital, ce malade n'a pas rendu la valeur de 150 grammes d'urine, et sans qu'il y ait eu rétention.

Ses urines n'ont pas été examinées.

Autopsie — Le 12, trente-quatre heures après la mort.

L'abdomen est très distendu. Pas de péritonite ni de liquide louche dans le péritoine. Les anses du petit et du gros intestin sont distendues dans presque toute leur étendue, sauf les parties inférieures de l'iléon et du colon descendant jusqu'au rectum. Le grand épiploon est complètement relevé et ramassé sur la face antérieure de l'estomac.

L'anse herniée, reconnaissable à sa couleur, est remontée dans l'hypochondre gauche, elle occupe le tiers inférieur de l'iléon. La partie herniée est ecchymosée et présente une petite dilatation. La face interne est recouverte de fausses membranes jaunâtres et molles d'entérite. Pas d'ulcérations, ni externes, ni internes. Il existe des matières liquides ou solides dans toute la longueur de l'intestin, mais avec cette particularité que dans l'intestin grêle un bol fécal assez considérable jaunâtre, solide, forme au-dessous et près de l'étranglement une sorte de bouchon qui a quelque peine à partir par le lavage et au-dessous duquel l'intestin est flasque et non distendu comme nous l'avons dit. Au-dessus il n'y a que du liquide jaune verdâtre, d'une odeur acide et nauséeuse, et notamment dans l'estomac qui en renferme une assez grande quantité.

Pour le gros intestin, une partie était distendue par les gaz, le reste renfermait des bols fécaux.

Poumons. — Le bord postérieur des deux poumons est très congestionné. En outre, ils portent tous deux les lésions d'une bronchite chronique, le bord antérieur et le sommet sont emphysémateux.

Cœur. — Pas de lésions valvulaires ; mais les parois sont considérablement amincies, surtout celle du ventricule droit qui a subi une dégénérescence graisseuse complète ; sur la tranche on voit à peine une épaisseur musculaire de un millimètre. Le ventricule gauche a des parois plus épaisses mais elles présentent encore des traces de dégénérescence.

Reins. — Les deux reins sont entourés d'une atmosphère cellulo-adipeuse épaisse, adhérente et résistante. La capsule est difficile à détacher. La surface est très inégale, mamelonnée, avec quelques kystes. La couleur est tachetée de gris-jaunâtre et de brun. A la coupe ils ont surtout l'apparence du rein gras. De plus, dans quelques points, l'épaisseur est peu considérable et la couche corticale est surtout diminuée d'étendue.

C'est un type de lésions de la néphrite mixte ; M. Rendu range dans cette variété le petit rein gras granuleux de Johnson.

Le foie et la rate sont sains.

Dans le compte-rendu de la séance de la Société de chirurgie du 25 mai 1881, du *Progrès médical*, nous trouvons que M. le professeur Verneuil fait suivre cette observation de la réflexion suivante : l'abaissement de la température, l'anurie presque complète et les lésions relevées à l'autopsie autorisent à dire que ce malade est mort d'urémie.

Voilà donc un cas dans lequel les symptômes d'algidité sont expliqués par une lésion rénale, et sans en faire une loi, on peut le considérer comme un jalon posé dans la voie qui conduira à expliquer des morts sur la cause desquelles les classiques restent vagues et muets.

OBSERVATION X

Hernie crurale étranglée, taxis, accidents par le chloroforme, mort.
Congestion pulmonaire.
Cette observation recueillie dans le service de M. le professeur Verneuil,
nous a été communiquée par M. Cerné, interne du service.

La nommée X.... âgée de 46 ans entre le 17 juin 1881 à la Pitié, salle Lisfranc, n° 10.

Pas de renseignements sur les antécédents de cette femme devenue depuis un an d'une surdité extrême ce qui rend son interrogatoire laborieux.

Depuis six ans elle s'était aperçue qu'elle portait une petite hernie, mais elle n'avait jamais appliqué de bandage contentif.

Le mercredi, 15 juin, à la suite d'un léger effort, elle a été prise de malaise, puis de douleurs vives dans le ventre ; et le jeudi elle a commencé à vomir des matières alimentaires et bilieuses. Ce jour-là, elle est encore allée à la garde-robe, mais depuis il n'y a eu ni selle, ni émission de gaz par l'anus.

Un médecin appelé, méconnaissant la hernie, par suite sans doute de la difficulté de l'interrogatoire, ordonna un purgatif qui resta sans effet.

Le 17, elle est envoyée à l'hôpital avec le diagnostic, *étranglement interne*, et placée dans une salle de médecine, mais l'interne du service, rectifiant le diagnostic, la fait immédiatement passer en chirurgie.

Depuis son entrée à l'hôpital, vers 3 heures de l'après-midi, les vomissements sont devenus nettement fécaloïdes.

État actuel. — Le facies est très grippé, la respiration anxieuse, le pouls très petit et rapide, les extrémités ne sont pas sensiblement refroidies. La malade pousse de petits gémissements.

Il existe dans l'aîne droite, au-dessous de l'arcade de Fallope, une petite tumeur dure, faisant à peine saillir les téguments et qui pourrait passer inaperçue dans un examen superficiel. Son volume est celui d'une grosse noix. Elle occupe nettement la région de l'anneau crural, elle a la consistance spéciale de l'intestin étranglé, la pression simple ne provoque pas de douleur.

MM. Guinard et Cerné, internes du service, la voient à cinq heures et croient pouvoir essayer le taxis ; la hernie n'ayant pas été reconnue n'a été le siège d'aucune manipulation.

En conséquence, ils administrent le chloroforme, en prenant les précautions ordinaires, mais au moment où la malade semblait être dans la période de résolution, le pouls filiforme jusque-là devient imperceptible, la pâleur du visage s'accuse, le nez se refroidit brusquement, les pupilles sont largement dilatées et les paupières demi-closes.

Il y a évidemment syncope : la respiration continue, mais embarrassée et un peu stertoreuse.

Immédiatement la malade est placée la tête basse en face d'une fenêtre ouverte, la face est flagellée avec une compresse imbibée d'eau froide ; au bout de quelques instants le pouls redevient perceptible et la respiration normale en même temps que la pâleur diminue.

On abandonne la chloroformisation et profitant de l'état de stupeur dans lequel se trouve encore la malade, on pratique le taxis, une légère pression suffit en quelques instants à faire rentrer la hernie, il n'y a pas de gargouillement néanmoins il ne semble pas qu'on ait à craindre d'avoir réduit en masse.

La malade qui se réveille à ce moment, a encore, peut-être sous l'influence du chloroforme, un vomissement fécaloïde abondant.

On applique un bandage compressif avec un spica de l'aîne, et on recommande de prendre la température qui n'est que de 33° (mais on ne l'a su que le lendemain). Le nez est encore un peu refroidi, la malade se trouve bien.

A la suite du taxis, rien d'extraordinaire, la malade n'a pas vomi de nouveau, dans la nuit elle demande le bassin et a une selle abondante, elle continue à se plaindre, puis sans qu'on s'en aperçoive immédiatement, elle meurt à deux heures du matin le 18 juin.

A neuf heures on essaie d'obtenir de l'urine en sondant le cadavre à l'amphithéâtre mais la vessie n'en contient pas une goutte. Le lit était d'ailleurs souillé au moment de la mort.

Autopsie le 19. — Pas la moindre trace de péritonite. La hernie était formée par l'intestin grêle, qui est sain sans dilatation marquée, la muqueuse porte seulement quelques points ecchymotiques, sans la moindre ulcération. Le niveau de l'étranglement est à peine marqué, un point rétréci du sac en était l'agent.

Les reins et le foie sont sains. Les deux poumons sont le siège d'une congestion considérable à la base et au bord postérieur. Les sommets et les bords antérieurs sont indemnes.

Au niveau de la congestion, dont la couleur est rouge lie de vin, le tissu ne crépite plus il est tout à fait dans l'état décrit sous le nom de *splénisation.*

Le taxis seul a suffi pour réduire la hernie de cette malade l'étranglement levé, l'algidité a persisté et cela sans péritonite, sans lésion appréciable de l'intestin, la congestion pulmonaire qui a duré pendant toute l'existence de l'accident peut donc être invoquée comme cause de la mort en étant l'élément des phénomènes algides.

OBSERVATION XI

Nous devons cette observation à l'obligeance de M. le Dr Péan, chirurgien à l'hôpital Saint-Louis. Elle a été recueillie par M. Jouin, interne du service.

Hernie étranglée, congestion pulmonaire, kélotomie. Mort.

Le nommé E. S..., âgé de 73 ans, entre le 11 juillet 1881, à l'hôpital Saint-Louis, salle Saint-Augustin, n° 72.

On apporte ce malade à 11 heures du matin dans un état de prostration considérable. Une hernie inguinale droite qu'il porte, dit-il, depuis longtemps, s'est étranglée il y a quatre jours. Depuis ce moment, il n'a rendu par l'anus ni gaz, ni matières fécales ; dans la matinée deux vomissements fécaloïdes abondants.

Nous trouvons la tumeur inguinale peu volumineuse, douloureuse à la pression, piriforme, à grosse extrémité inférieure. Il y a un refroidissement général très prononcé. Le malade est abattu et répond péniblement aux questions qu'on lui adresse. Il a des éructations à odeur fécaloïde et a peu uriné, nous dit-il, depuis le moment où son intestin a commencé à s'étrangler.

Comme il n'y a pas encore eu de tentatives de taxis, nous essayons de réduire par ce moyen, mais la durée déjà ancienne des accidents nous empêche d'insister longtemps sur cette manœuvre.

La kélotomie est donc décidée et pratiquée, séance tenante. Quelques inhalations de chloroforme suffisent pour anesthésier le malade, dont la torpeur nous empêche d'insister sur ce moyen, et l'opération peut être poursuivie et pratiquée, le patient étant éveillé.

Une incision verticale de 12 à 15 centimètres, oblique de haut en bas et de dehors en dedans, est pratiquée sur la tumeur, les premières couches du sac sont vite mises à découvert. Nous continuons à avancer sur la sonde cannelée avec la plus grande prudence.

Enfin le sac est ouvert, il renferme peu de liquide, l'intestin est mis à nu, il est noirâtre, recouvert de fausses membranes et nous paraît assez résistant pour être rentré. Pas de coloration feuille morte d'ailleurs ; l'état de prostration du malade nous oblige, du reste, à ne pas prendre de demi-mesure. Le collet est dans un bon état et l'intestin paraît normal au-dessus et au-dessous de la portion herniée, que nous rentrons après l'avoir lavée avec la solution phéniquée forte, sous la pulvérisation. L'anneau avait été débridé sur cinq points périphériques au bistouri de Cooper.

Le sac lui-même est lavé, les couches décollées sont réséquées et l'hémotase est pratiquée quelque temps au moyen des pinces hémostatiques. Points de suture métallique, pansement de Lister. On fait prendre au malade la potion de Todd, et malgré les linges chauds dont on l'entoure il ne se réchauffe pas ; deux heures après l'opération il a un dernier vomissement fécaloïde à la suite duquel, il meurt sans grandes souffrances apparentes.

Auptosie le 13 juillet. — Le sac est dans le même état que la veille, pas d'épanchement sanguin, le collet vu sur la paroi postérieure de l'abdomen est étoilé par suite des cinq débridements placés à égale distance les uns des autres.

Pas de sang, pas de pus dans le péritoine qui est absolument normal. Nous retrouvons l'anse réduit du côté du petit bassin, elle se reconnaît à la coloration plus noire de l'intestin à ce niveau.

(Des expériences faites sur le tube intestinal avec un fort courant d'eau, démontrent qu'il était assez résistant pour être réduit).

Le petit intestin est très dilaté au dessus de l'étranglement, au-dessous, le tube a tellement diminué de volume que nous prenons un instant l'S iliaque pour l'uretère correspondant.

La vessie renferme un peu d'urine dans laquelle l'acide azotique révèle des flocons d'albumine.

Hypertrophie simple de la prostate qui fait saillie dans la vessie.

La muqueuse vésicale est un peu congestionnée au niveau de son bas-fond.

Rate et foie. — Rien d'anormal à l'œil nu.

Les reins sont énormes et très fortement congestionnés, à la coupe nous trouvons quelques kystes à leur intérieur, malheureusement la grande chaleur a déterminé déjà une putréfaction assez avancée, nous ne pouvons donc faire procéder à l'examen histologique de ces organes.

Les poumons sont le siège, des deux côtés, d'une congestion pulmonaire très intense, pressés par la main ils laissent sortir un liquide analogue à une macération de cassis.

Le cerveau ne présente rien d'anormal.

En résumé, dit M. Jouin, albuminurie, congestion pulmonaire, congestion des reins, telles sont les causes auxquelles on doit surtout rapporter la mort. On aurait dû prendre la température du malade, mais amené très tard dans le service, il a été opéré immédiatement vu son état de prostration extrême, et après la kélotomie, les symptômes d'algidité persistant, il a été réchauffé et tonifié ce qui a rendu l'emploi du thermomètre difficile. Ce cas n'en reste pas moins un fait très remarquable à l'appui des conclusions de la thèse du professeur Verneuil.

Que M. Jouin veuille bien recevoir ici nos sincères remerciments pour la complaisance dont il a fait preuve à notre égard.

OBSERVATION XII

Hernie inguinale gauche étranglée. — Tentatives de réduction. — Algidité. — Congestion pulmonaire. — Anurie. — Mort. — Albuminurie.

Je dois les détails qui suivent à l'obligeance de M. Bazey, chef de clinique chirurgicale à l'Hôtel-Dieu.

Cette observation extraite du *Bulletin de la Société de chirurgie* du 6 juillet 1881, a été communiquée par M. le professeur Verneuil; il est à remarquer que dans ce cas, l'opération n'a pas été faite et que néanmoins il y a eu des phénomènes d'algidité et de congestion des plus intenses.

Le **28** mai 1881, est entré dans le service de la clinique chirurgicale de M. le professeur Richet à l'Hôtel-Dieu, le nommé Chalet Jean-Baptiste, âgé de 72 ans.

Il arrive à quatre heures. Je le vois à cinq heures et je constate les phénomènes suivants, vérifiés quelques instants après, par le professeur Verneuil que je prie de voir le malade.

Celui-ci est couché sur le dos, en proie à une grande anxiété, se plaignant de douleurs vives dans le ventre et au niveau de sa hernie inguinale gauche : le facies est grippé, les yeux cernés, les oreilles, le nez, les mains et les pieds froids et violacés, la respiration courte et haletante, pouls petit et très précipité.

Le malade porte deux hernies, l'une à droite, du volume d'un œuf de pigeon, mollasse, non douloureuse, irréductible, et constituée par de l'épiploon adhérent au sac.

A gauche, au contraire, existe une tumeur du volume d'un œuf de dinde, presque verticale, descendant dans le scrotum, irréductible aussi, mais très douloureuse à la pression, mate dans les deux tiers inférieurs, d'une sonorité presque hydroaérique dans le tiers supérieur; sur le scrotum existent deux grandes ecchymoses violacées, résultat des tentatives de réduction exercées en ville. La peau n'est pas œdémateuse : le ventre est un peu ballonné.

Le malade nous raconte qu'il portait cette hernie depuis fort longtemps, qu'elle était maintenue par un mauvais bandage, mais qu'elle rentrait facilement : il y a deux jours cette hernie était sortie plus volumineuse que de coutume et n'avait pu rentrer. Depuis ce moment il avait vomi : mais le matin même, dit-il, il avait eu deux selles diarrhéiques et quelques gaz par l'anus.

A son entrée, il avait vomi de nouveau des matières jaunâtres, liquides, d'odeur fécaloïde.

Nous engageons le malade à uriner ; il ne peut y parvenir ; il paraît n'avoir pas d'urine dans la vessie. Un état de faiblesse extrême ne nous permet pas de l'ausculter en arrière, mais la respiration est très gênée et haute. La température axillaire est de 37°,2 ; mais elle descend bientôt à 37°, et une heure après elle est à 36°,8.

Le professeur Verneuil est d'avis qu'en présence de cet état général si grave, il vaut mieux ne pas intervenir activement : il me conseille de faire des injections sous-cutanées d'éther, de pratiquer une ponction dans l'anse herniée au niveau de la zône sonore avec l'aiguille fine de l'aspirateur, et d'essayer un taxis modéré ; ce ne serait qu'à la condition que le malade se relevât qu'il conseillerait à la rigueur d'intervenir. — La ponction ne fait sortir qu'un peu de liquide rougeâtre et quelque gaz : la sonorité diminue un peu.

Pendant l'examen de la tumeur, M. Verneuil a pu me faire constater son durcissement produit par la contraction de l'anse herniée.

Quelques instants après cet examen, le pouls radial devenait insensible, je fais à de courts intervalles cinq injections sous-cutanées d'éther d'un gramme chacune, le pouls reparaît, mais il est intermittent ; bientôt l'algidité augmente et le malade meurt à 7 heures et demie.

L'autopsie, pratiquée 36 heures après la mort, nous donne les résultats suivants :

Ventre ballonné, anses intestinales dilatées, mais non congestionnées, pas de péritonite, pas de liquide dans le péritoine.

La hernie du côté droit était constituée par de l'épiploon dont l'extrémité adhérait au fond du sac.

A droite. — Avant toute incision, nous constatons que la tumeur est sonore dans tous ses points : elle a à peine changé de volume.

Le sac contient un peu de liquide sanguinolent. Pas d'adhérences. La hernie est constituée par une anse d'intestin grêle qui mesure environ 20 centimètres de long ; elle est rouge ; les parois sont épaissies et œdémateuses ; il n'existe d'ecchymose qu'au niveau du collet ; sa surface est lisse et unie : elle ne peut rentrer que par une traction énergique exercée sur l'un des deux bouts contenus dans l'abdomen. Les tentatives de réduction n'aboutissent qu'à en faire rentrer une partie. Cependant le collet du sac n'est pas très étroit et on peut assez facilement y introduire l'index ; le point le plus resserré correspond à l'orifice péritonéal du canal inguinal ; l'anneau est bordé par un repli un peu tranchant surtout en dedans ; l'artère épigastrique passe en dedans du collet ; c'est donc une hernie oblique externe.

Il n'existe pas d'ulcération à l'extérieur, ni par suite de perforation.

Poumons. — Congestion énorme de tout le lobe inférieur du poumon gauche et de toute la partie postérieure du lobe supérieur.

Adhérences anciennes du poumon droit. Congestion énorme des deux tiers inférieurs. Cette congestion va jusqu'à produire vers la base de petits foyers apoplectiques. Bronches et trachée remplies d'un liquide sanguinolent et spumeux.

Cœur flasque, dilaté, rempli d'un sang noir, non coagulé.

Foie. — Rien à noter.

Reins. — Droit, congestionné, de volume normal, vaisseaux remplis de sang noir : la capsule se détache assez facilement, mais dans certains points, elle entraîne avec elle de petites parcelles de substance rénale. La substance corticale paraît un peu diminuée de volume, elle contient des kystes miliaires. La surface est lisse.

Gauche. — Beaucoup plus congestionné que le droit, surface lisse. Capsule adhérente dans certains points kystés de la substance corticale beaucoup plus nombreux qu'à droite.

Rien dans les calices, les bassinets, les uretères.

La vessie est revenue sur elle-même et appliquée contre la symphyse du pubis : une sonde introduite par le canal de l'urèthre permet de la vider : elle ne contient que 4 ou 5 grammes d'urine un peu louche. Cependant la vessie est saine.

Cette urine, traitée par la chaleur et l'acide nitrique, donne un précipité floconneux très abondant.

L'urine, extraite à l'instant même de la vessie d'un autre cadavre et qui est louche aussi, est examinée de la même façon et ne donne pas de précipité.

DEUXIÈME SÉRIE

Observation XIII

Hërnie crurale étranglée. Congestion pulmonaire avec algidité. Péritonite.
Mort (Mémoire de M. Berger, *Bull. de la Soc. de chirurgie*, 1876).

Résumé. — Il s'agit d'un homme de 73 ans, qui entra le 28 août 1873 à l'hôpital Beaujon, pour une hernie crurale étranglée depuis quarante heures ; il présentait tous les signes, non-seulement de l'étranglement, mais encore du choléra herniaire : aphonie, algidité, cyanose, abaissement de la température, suppression des urines. De plus, dans les membres inférieurs, existaient depuis les vingt quatre premières heures de l'étranglement, des crampes très douloureuses, localisées surtout dans les muscles des pieds et des mollets.

M. Anger, qui remplaçait M. Dolbeau, me fit pratiquer la kélotomie, à la suite de laquelle les crampes et tous les symptômes cholériformes disparurent aussitôt ; des gaz furent rendus dans la nuit, deux jours après seulement une diarrhée abondante s'établit.

Mais six jours après survient un grand frisson, bientôt apparaît un phlegmon du côté des bourses opposé à la hernie opérée. Ce côté du scrotum était occupé par une hernie inguinale réductible. Ce phlegmon suppura, mais en même temps se montrèrent des phénomènes de péritonite aiguë qui emportèrent le malade en deux jours.

L'autopsie montra que l'anse intestinale réduite était allée tomber dans le sac herniaire contenu dans la moitié opposée du scrotum.

Elle y avait déterminé une péritonite herniaire qui était devenue le point de départ d'une péritonite généralisée. Il existait en outre une congestion pulmonaire généralisée des plus intenses. L'anse intestinale était perforée ; mais sa solution de continuité était obturée par des adhérences récentes.

Je n'aurais pas rapporté cette observation dans laquelle la péritonite seule doit être invoquée comme cause de mort, si M. Berger, dans les lignes qui suivent, ne faisait remarquer que : « Chez ces deux malades (obs. VII et XIII) « qui portaient des lésions pulmonaires antérieures, il se « développa une congestion pulmonaire intense dont l'évo-« lution se continua, malgré l'opération, jusqu'à la mort. »

Il est donc évident que cette congestion pulmonaire existait en même temps que l'étranglement, cette observation vient donc à l'appui de la coïncidence des affections qui nous occupent.

OBSERVATION XIV

Hernie crurale étranglée. Algidité. Accidents de broncho-pneumonie. Guérison (Mémoire de M. Berger *loc. cit.*).

Une femme de 49 ans, bien portante, entre en 1870 dans le service de M. Gosselin pour une petite hernie crurale, étranglée depuis vingt-six heures. Les symptômes caractéristiques de l'étranglement s'étaient montrés dès les premiers instants ; à son entrée elle est refroidie et cyanosée, elle présente de plus une constriction des quatre membres d'une forme tout à fait particulière : la malade dit ressentir de vives douleurs dans les nerfs depuis les coudes jusqu'au bout des doigts. .

. . . .

L'opération fut faite aussitôt. M. Gosselin réduisit l'intestin qui était sain après avoir débridé le collet du sac. Un soulagement notable suivit la réduction, mais les contractures persistèrent encore deux jours, puis elles présentèrent des rémissions, enfin quatre jours après l'opération elles disparurent. La première évacuation n'eut lieu que 48 heures après l'opération ; enfin une broncho-pneumonie des plus intenses se déclara cinq jours après l'opération et entrava pendant quinze jours la guérison, qui finit par s'opérer. La malade n'avait jamais eu d'accidents nerveux.

« Ici encore, dit M. Berger, des accidents congestifs du côté du poumon vinrent entraver la guérison, celle-ci ne fut probablement due qu'à la hâte avec laquelle l'opération fut pratiquée (vingt-six heures après l'étranglement). A propos de cette coïncidence de l'étranglement herniaire avec la congestion pulmonaire, nous trouvons dans ce même mémoire, que, selon M. Berger, celle-ci est produite par la constriction exercée sur l'anse intestinale. « J'ajoute, dit-il, « que j'ai vu se produire des congestions et même de pe- « tites apoplexies pulmonaires chez des animaux sur les- « quels, dans des expériences qui seront bientôt publiées, « j'avais étranglé des anses intestinales, au moyen de liga- « tures métalliques. »

Il serait important de savoir si chez ces animaux en même temps que la congestion pulmonaire il s'est produit, comme le prétend M. Demarquay, des phénomènes marqués d'algidité.

OBSERVATION XV

Hernie crurale droite étranglée. — Choléra herniaire. — Opération le troisième jour. — Attaque d'éclampsie et mort pendant l'opération — (Communiquée par M. Landouzy) (mémoire de M. Berger, *loc. cit.*).

Hôpital Beaujon, service de M. Le Fort, suppléé par M. Th. Anger. Le 9 août 1873, je reçois, comme interne de garde, avec le diagnostic « hernie étranglée » Gourdant (Louis), âgé de 30 ans, marié, blanchisseur.

Le malade dit n'avoir jamais eu d'indisposition ni de maladie. Il raconte que depuis sept à huit mois il a une hernie droite, hernie qui rentrait toujours spontanément et facilement et qui jamais n'a nécessité l'application d'un bandage.

Le 6 août, à la fin de la journée après avoir dîné, G... voulut monter dans sa voiture. En mettant le pied sur le marchepied, il sentit sortir sa hernie ; en même temps se déclara dans le bas de l'abdomen, à droite, une très vive douleur, immédiatement suivie de vomissements alimentaires.

Le malade se coucha, espérant que la hernie rentrerait toute seule, mais la douleur se calma sans que la tumeur inguinale disparût. Le lendemain matin (7 août), la hernie semble un peu plus volumineuse. Coliques, envies de vomir, pas de selles. Deux médecins, appelés dans la journée, ne font aucune tentative de réduction et ordonnent des lavements à trois heures d'intervalle. Ceux-ci restent sans effet. A la fin de la journée, vomissements un peu jaunâtres, sentant mauvais, et « comme les matières », dit le malade.

Il ne se décide à entrer à l'hôpital que le 9 août à quatre heures du soir.

Au moment de son entrée à Beaujon, le malade a le facies abdominal, le pouls petit, fréquent (112), les extrémités et la langue froides. De son domicile à l'hôpital, malgré la glace dont il absorbe constamment des morceaux, G... a vomi plusieurs fois. Au moment même de son entrée, il rend des matières d'un jaune sale, d'odeur fécaloïde.

Le ventre est très tendu et donne en tous points une sonorité tympanique, la percussion, même légère, est douloureuse. A la racine de la cuisse droite, tumeur du volume d'un petit œuf de poule, rénitente, douloureuse et sonore.

M. Laudouzy fait sans chloroforme, quelques tentatives très courtes et très modérées de réduction, puis il fait mettre le malade dans un bain et fait avertir M. Anger.

Au bout de trois quarts d'heure, G... est retiré du bain ; les extrémités sont froides et un peu cyanosées, le facies est grippé ; yeux excavés, narines pincées, pommettes saillantes, lèvres livides. Le pouls est petit et fréquent, le ventre météorisé est peu douloureux.

A 5 heures 1/2, M. Anger fait la kélotomie sans chloroforme ; la sensibilité est très émoussée et le malade semble peu souffrir.

Au moment où M. Anger ouvre le sac, plusieurs éructations se produisent, suivies aussitôt d'un rejet de matières d'un jaune sale, rappelant la coloration des œufs brouillés, d'odeur fécaloïde. Les vomissements se font sans effort. Immédiatement les yeux se portent en haut vers les paupières à demi-baissées et les membres sont pris de convulsions d'abord cloniques, puis bientôt toniques ; au bout de quelques secondes, les yeux s'abaissent un peu, la pupille est fortement dilatée. En même temps survient une émission d'urine et aussitôt après une éjaculation de sperme, la verge étant absolument flasque.

On ne sent plus le pouls ; on n'entend pas de battements cardiaques ; la respiration artificielle est faite inutilement pendant plus de dix minutes. G..... était mort.

Des renseignements fournis par sa femme et son père, il résulte que jamais ni dans son enfance, ni pendant l'adolescence, ni depuis, G... n'a eu d'attaques de nerfs.

L'autopsie faite le 11 août est entièrement négative, l'examen de l'encéphale, du cœur, des gros vaisseaux ne révèle aucune lésion. Il y a seulement un peu de congestion à la base des poumons. L'abdomen présente une coloration rosée de tout le péritoine intestinal, les intestins sont distendus par les gaz, mais il n'y a ni exsudats inflammatoires, ni suppuration du péritoine. La hernie contenait une anse intestinale et de l'épiploon.

Dans cette observation, on ne peut invoquer la congestion pulmonaire comme cause de mort, mais elle existe néanmoins. L'état des reins n'est pas signalé, faut-il admettre alors une lésion de ces organes pour comprendre cette mort prompte et cette algidité marquée, ou bien faut-il penser à la proposition émise par M. Brown-Séquard

(*Arch. gèn. de méd.* 5ᵉ série, 1856. t. VIII p. 583).
« La mort peut être le résultat presque instantané de lésions subites du nerf grand sympathique abdominal » ?

OBSERVATION XVI

Hernie irréductible. — Réduction par le taxis aidé du chloroforme. — Mort. — A l'autopsie. Péritonite, congestion et emphysème pulmonaire. — (M. le professeur Trélat) (Thèse Ledoux. Paris 1873) (*Bull. de la Soc. chir.* mai 1871).

Il y a six jours entra à l'hôpital de la Pitié un homme atteint de hernie irréductible ; je le fis coucher et l'on appliqua sur la hernie un cataplasme et de la glace. Le lendemain, deux petits vomissements ; pas de selles depuis deux jours, peu de douleur. Il s'agit d'une hernie inguinale gauche du volume d'un gros œuf. J'essaie le taxis avec le chloroforme, au bout d'un temps très court, j'entends un gargouillement, et puis plus rien, la tumeur n'avait pas sensiblement diminué. Le taxis fut prolongé pendant dix minutes encore, uni au procédé de Lannelongue, rien ne se produit. Je fis remettre le cataplasme et la glace. A quatre heures du soir, on cherche l'interne de garde, qui trouve le malade mort.

L'interne est frappé de la coloration violette de la figure et de l'extrême froideur du cadavre, bien que la mort vienne de se produire.

Je repassai dans mon esprit toutes les causes de mort subite : La mort par le chloroforme vient plus vite : cinq heures s'étaient écoulées depuis la chloroformisation, l'homme avait parlé, avait agi. Dans l'hypothèse d'une réduction en masse avec rupture et péritonite, la mort venait trop tôt.

A l'autopsie je trouve une hernie entéro-épyploïque dont l'intestin était réduit seul. Il s'agissait d'un pincement intestinal qui avait dû être très serré. Une coloration grisâtre occupait les trois quarts de l'anse intestinale, en un point, il y avait menace d'ulcération à la partie culminante de l'anse.

La totalité de l'intestin était couverte de vascularisation intense ; quelques fausses membranes, et du pus évident en quelques points ; en un mot, les lésions d'une péritonite. Dans les poumons un peu de congestion et de l'emphysème en quelques points.

Voilà un malade, chez qui, comme M. le professeur Trélat le fait remarquer dans le cours de la discussion (*Bull. de la Soc. de chirur.* 1871, mai), la péritonite s'est certainement développée, avant le taxis, probablement avec l'étranglement, trois jours auparavant. Il nous offre un exemple frappant de congestion pulmonaire, peu intense il est vrai, mais existant néanmoins, et cela dans des poumons préalablement atteints d'emphysème.

Ce qui vient confirmer ce que nous disions auparavant, que les poumons ou les reins en possession d'affection chronique sont particulièrement disposés à se congestionner dans l'étranglement herniaire. Nous ne donnons pas cette congestion comme preuve de l'algidité, elle était en en effet, trop peu étendue et coïncidait du reste avec une péritonite beaucoup plus accusée.

Observation XVII

Cette observation dont nous ne donnerons qu'un résumé a été recueillie dans le service de M. Dumontpallier par M. Leroux, interne des hôpitaux, et publiée dans la thèse de M. Loviot. Paris 1879.

Il s'agit d'une malade atteinte de pincement latéral de l'intestin qui présentait en arrivant à l'hôpital, tous les phénomènes de l'algidité avec une température de 35°,5 dans l'aisselle. M. Marchand à qui était confiée la malade, voyant sa température baisser, fit la kélotomie et trouvant l'intestin rouge violacé et légèrement ramolli, le saisit et le fixe rapidement aux bords de la plaie abdominale, le sectionne, et donne issue à une assez grande quantité de liquide brunâtre, répandant une odeur fécaloïde.

La malade se trouve soulagée. Avant l'opération la malade n'avait pas 36°. (T. A.) A midi on lui fait prendre quelques cuillerées de potion de Todd et on pratique une injection de dix gouttes d'éther, une demi-heure après le thermomètre indique 37°, (T. A.). A une heure de l'après-midi, T. 38°; on sent à peine le pouls; elle se trouve mieux et semble moins abattue. A une heure et demie, deuxième injection d'éther. A deux heures la température est à 38°, et lorsqu'à trois heures on s'apprête à lui faire la troisième injection, on la trouve morte.

A l'autopsie on trouve une péritonite généralisée tout à fait au début et encore peu intense, les anses intestinales sont agglutinées; çà et là quelques dépôts fibrineux, très mous, peu adhérents.

Tous les organes sont sains, excepté les poumons qui sont un peu congestionnés.

Cette observation fort résumée, puisqu'elle avait été publiée en vue d'une variété rare de pincement intestinal, nous montre encore la congestion pulmonaire coïncidant avec l'étranglement herniaire, et la température relevée de 35°,5 à 38° en pratiquant des injections cutanées d'éther, et cela en quelques heures seulement.

Observation XVIII

Hernie inguinale congénitale étranglée chez un enfant de neuf mois, opération. — Congestion pulmonaire, péritonite, mort (par Ch. Féré, interne des hôpitaux. *Progrès médical* 26 février 1881).

Le nommé Floranze A..., âgé de neuf mois, est apporté le 6 mai 1880 dans le service de M. le professeur Guyon, à l'hôpital Necker...

L'enfant était porteur d'une double hernie inguinale.

Jusqu'au 4 mai l'enfant se portait assez bien, sauf qu'il avait de temps en temps quelques coliques qui duraient peu. Le 4, au matin, il avait encore eu une selle normale : dans la nuit du 4 au 5, il fut pris de vomissements, il ne rendait d'abord que du lait caillé, mais le lendemain matin, les vomissements devinrent verdâtres, se répétèrent toutes les heures, puis, toutes les demi-heures, et à intervalles de plus en plus rapprochés, jusqu'au moment où l'enfant fut apporté à l'hôpital. Ce n'est que le 5 que l'on s'aperçut que la hernie du côté gauche ne rentrait plus du tout ; on fit venir un médecin qui reconnut que la hernie était étranglée, pratiqua un taxis qui, au dire des parents, paraît avoir été très modéré et ne dura que deux ou trois minutes et n'obtint aucun résultat. Cette première tentative faite à onze heures du matin fut suivie d'une autre à peu près semblable vers trois heures, après que l'enfant eut été mis dans un bain tiède pendant vingt minutes, le résultat fut également nul ; on se contenta alors d'appliquer des cataplasmes chauds sur la tumeur irréductible.

Dans la nuit du 5 au 6, le ballonnement du ventre est devenu considérable, la tumeur est plus tendue, l'enfant n'a pas eu de selles depuis le 4 au matin, et il continue à vomir des matières verdâtres. Cet état s'est maintenu et aggravé dans la journée du 6, et on l'apporta dans la soirée à l'hôpital.

Le 7 au matin, à six heures, nous trouvons le petit malade avec un état général grave ; il est très pâle, couvert de sueur, ses extrémités sont froides et violacées, il a une espèce de hoquet qui se répète toutes les deux ou trois minutes, et de temps en temps il s'écoule de sa bouche une certaine quantité de matière verdâtre et fétide ; le tympanisme est très prononcé, mais les pressions sur le ventre ne paraissent pas douloureuses. Température 37°, pouls 120.

A dix heures du matin, l'opération de la kélotomie est pratiquée par M. Guyon, après une tentative de réduction sous le chloroforme. On fait une incision de sept centimètres de long dans la direction du canal inguinal ; les tissus sont divisés couche par couche jusqu'à la séreuse, qui est incisée sur la sonde cannelée. Aussitôt après l'ouverture du sác, on voit s'écouler environ une cuillerée de sérosité roussâtre, l'intestin violacé fait vivement saillie ; on l'attire au dehors et on reconnaît que le sac contient une anse d'intestin grêle qui a plus de vingt centimètres de long. On ne peut introduire le hermatome courbe qu'avec une grande difficulté, et on fait deux petits débridements, l'un en dehors et l'autre un peu en haut. L'intestin paraît très aminci au niveau de la constriction, et présente un cercle un peu blanchâtre ; mais la séreuse semble saine et on pratique la réduction qui se fait avec beaucoup de peine, à cause des cris que pousse l'enfant à qui on a cessé de donner du chloroforme, *parce qu'il respirait très mal.*

On fait le pansement antiseptique après avoir placé quatre sutures profondes et huit superficielles.

Au bout d'une heure, l'enfant paraît mieux, il tête et ne vomit plus. Trois heures après l'opération, il a eu une selle très liquide, jaune-verdâtre.

A la visite du soir, je trouve l'enfant vomissant de nouveau des matières verdâtres ; il a la face grippée, le ventre très ballonné, les extrémités froides. Température 36°,5, pouls 140. La hernie du côté droit est sortie, il m'est impossible de la faire rentrer par le taxis prolongé pendant cinq minutes. L'enfant meurt le lendemain matin avant la visite.

Autopsie. — Les deux poumons sont fortement congestionés dans toute leur étendue ; l'encéphale et le cœur ne présentent aucune lésion.

On trouve ensuite des lésions du péritoine occasionnees par une perforation de l'intestin.

Cette observation si intéressante, dans laquelle nous n'avons pris que ce qui se rapportait à notre sujet (elle a été publiée surtout en vue d'une apoplexie testiculaire), nous montre que là encore, avant l'opération, il y avait algidité, et probablement congestion pulmonaire, vu les lésions trouvées à l'autopsie. Le petit malade, comme dans deux cas cités dans cette thèse, supportait mal le chloroforme.

En résumé, nous voyons que dans la plupart des observations que nous avons reproduites, les phénomènes d'algidité peuvent s'expliquer parfaitement par les congestions
pulmonaires et rénales, toutes les autres causes : péritonite,
perforation intestinale, n'existant pas à l'autopsie. Nous
avons donné une explication ou plutôt une simple théorie
en nous basant sur des faits au lieu d'invoquer une susceptibilité particulière du péritoine. Nous reconnaissons néanmoins, que les hypothèses que nous avons données n'ont
pas force de loi, et que notre but principal a consisté dans
une exposition de tous les cas où la coïncidence des congestions avec l'étranglement herniaire avec algidité, était
bien marquée.

Nous avons surtout cherché à appeler l'attention sur une
cause de mort ignorée pendant longtemps, reconnaissant
avec M. le professeur Verneuil que l'explication de la mort
dans certaines affections chirurgicales est un des points les
plus importants de la pathologie. « Ces catastrophes, dit
« ce savant professeur, nous impressionnent toujours péni-
« blement, car elles nuisent infiniment à l'art, dont elles
« montrent l'incertitude ; au praticien, dont elles ébran-
« lent le crédit ; à la science enfin, lorsque l'exploration
« clinique et cadavérique reste muette (*Gaz. heb.* n° 22
« 1869). »

PRONOSTIC

L'algidité dans l'étranglement herniaire a déjà depuis longtemps éveillé l'attention du chirurgien sur le pronostic de cette affection. Malgaigne considérait déjà ce symptôme comme tellement grave qu'il ne croyait pas que la kélotomie pût être utile et conseillait de ne pas opérer les malades qui se trouvaient dans cet état.

Nous voyons, en effet, par les observations que nous avons citées, que presque toujours la mort est arrivée, mort due le plus souvent soit à une congestion pulmonaire intense, soit à une altération profonde des reins occasionnant des accidents urémiques.

Le pronostic est particulièrement grave quand l'algidité apparaissant dès le début ne disparaît pas après l'opération, alors, dit M. le professeur Verneuil, on doit penser à une congestion pulmonaire ou rénale, complication qui est toujours très intense.

La connaissance du degré de l'algidité peut être d'un grand secours pour juger de la gravité de l'état du malade.

Redard prétend que lorsque la température descend à 35°,5 dans l'aisselle la mort est certaine ; cette limite, selon nous, doit être considérée comme extrême, car nous rapportons des cas dans lesquels la température n'étant pas descendue à ce degré, la mort est néanmoins arrivée. C'est à ce sujet qu'il serait utile, comme nous l'avons dit plus haut, de comparer les températures périphériques et centrales.

Nous croyons avec M. le professeur Verneuil, que le pronostic est singulièrement aggravé quand les symptômes que nous venons d'étudier se montrent chez des individus en puissance d'alcoolisme, nul doute alors que les poumons et surtout les reins étant déjà plus ou moins altérés ne soient prédisposés à se congestionner et à amener ainsi de redoutables complications. Il en est de même des sujets affectés de maladies pulmonaires et rénales (catarrhe chronique, maladie de Bright, etc.) en dehors de l'alcoolisme.

Cependant, comme l'indique M. le professeur Verneuil, et comme nous en parlerons au traitement, si ces complications sont reconnues à temps et traitées par les moyens appropriés, la gravité du pronostic sera singulièrement diminuée.

CONSIDÉRATIONS THÉRAPEUTIQUES

Quelle sera la conduite du chirurgien en présence d'un étranglement herniaire, avec algidité, congestion pulmonaire ou rénale? Telle est la question que nous allons essayer de résoudre.

Tout d'abord si le malade est dans la période « *in extremis* », s'il existe déjà cette anesthésie, remarquée par les anciens chirurgiens, on devra nécessairement s'abstenir de donner le chloroforme et quelquefois même d'opérer.

Mais dans les autres circonstances, quand l'algidité date de peu de temps, quand le malade n'est pas encore trop affaibli, on devra toujours pratiquer la kélotomie, seule ressource en pareil cas, mais on devra la faire en tenant compte de certaines précautions à prendre.

La première chose à faire est de prendre la température périphérique et centrale, si cela est possible pour cette dernière, pour se rendre un compte exact de l'état du malade.

L'auscultation des poumons, du cœur, devra toujours être pratiquée, l'état des urines sera toujours connu, si le malade n'urine pas, il faudra le sonder pour rechercher la présence de l'albumine; s'il y a anurie, on pensera à la possibilité d'une altération des reins et d'accidents urémiques.

On devra surtout se garder d'envoyer aux bains des malades atteints de congestion pulmonaire, le refroidissement qui pourrait s'en suivre amènerait une aggravation dans la lésion pulmonaire.

Nous avons déjà fait observer que chez ces malades, le chloroforme était souvent cause d'accidents rapides, il sera donc de toute nécessité de s'en abstenir aussi bien pour pratiquer le taxis que pour faire la kélotomie, ou du moins de ne le manier qu'avec une extrême prudence.

Enfin, avant de tenter toute opération, il est indispensable de combattre l'algidité par tous les moyens possibles, réchauffer le malade en l'entourant de linges chauds, en lui faisant des injections d'éther, nous avons vu que par ce moyen on était parvenu à faire remonter la température chez une malade.

La congestion pulmonaire sera combattue par des applications de ventouses sur la poitrine en nombre assez considérable, quarante environ, et plus, si cela est nécessaire, on administrera la potion de Todd, etc. Enfin, on doit considérer les herniaires, comme le disait M. le professeur Le Fort, dans une des dernières séances de la Société de chirurgie, comme des malades subissant l'influence du choc traumatique, et user avec eux des mêmes moyens thérapeutiques que l'on emploierait chez des individus ayant éprouvé de grands traumatismes.

CONCLUSIONS

1. — La congestion pulmonaire ou rénale se montre fréquemment chez les malades atteints d'étranglement herniaire avec algidité, il y a une liaison intime entre ces deux affections.

2. — La congestion pulmonaire et la congestion rénale peuvent amener l'algidité.

3. — Elles semblent avoir pour cause un phénomène réflexe passant par le bulbe et amenant la petitesse du pouls et le ralentissement des mouvements respiratoires.

4. — La congestion pulmonaire et rénale peuvent se montrer avant la réduction et persister après.

5. — Elles peuvent amener la mort.

6. — Elles doivent toujours être combattues par les moyens appropriés et sont toujours une contre-indication à l'administration du chloroforme.

7. — Combattues à temps elles peuvent amener la guérison.

Imprimerie A. DERENNE, Mayenne. — Paris, boulevard Saint-Michel, 52.

Imp. A. DERENNE, Mayenne. — Paris, boulev. Saint-Michel, 52.